人生的最後期末考

朱為民——著

生命自主，為自己預立醫療決定

獻給父親　一九三二—二〇一七

專文推薦

生命藍圖由自己設計

立法院榮譽顧問／病人自主研究中心執行長楊玉欣

躺在熟悉的床鋪上，每一口喘息都充盈著家中獨有的味道；至親溫暖而柔軟的雙手緊握著我的手，就這樣無所畏懼且了無遺憾地微笑著闔上眼。

這是我對於生命臨終的想像。換作是您，您的腦海裡會浮現出什麼樣的畫面？是家人朋友圍繞在身邊道謝、道愛、道歉、道別；抑或是全身千瘡百孔、插滿管線，和死神搏命到最後？人們大多時候都想著要如何好好地生活，在汲汲營營的日子裡，嚷著「賺錢都來不及了，哪有時間想這麼多？」然而卻忽略了死亡也是生命的一部分。正因為死亡與生命密不可分，所以我們才會這麼努力地生活。不妨先為自己忙碌的生活按個暫停鍵，停下腳步描摹生命終點的藍圖。若自己可以事先描繪臨終的光景，並且坐下來跟家人好好溝通，表達對醫療選項的意願，時時刻刻處於準備妥善的狀態，到那一刻真的來臨時，自己與親友或許就不會那麼地手足無措了。

在追求生活安定的當下，大部分的人鮮少有閒暇思考生死議題，因此啟動溝通與觸發思考，需要借助「觸媒」的力量，引起大家的共鳴，並給予合適的指引。朱為民醫師在安寧病房服務多年，閱歷了無數生命的消逝與悲歡離合；他自己也曾在醫師與兒子的角色間擺盪，在父親面前依舊歷經一番內心掙扎才放手。因此，他將自己的所見所聞與體悟化為文字，呈現出真實而觸動人心的篇章，並在每一個故事後方加入醫療情境的思考與解說，讓讀者有機會反思、咀嚼自己的真實想法。這本書便是一套啟動思考的工具，除了筆調輕鬆易讀之外，更帶領讀者認識《病人自主權利法》，了解自己的權益該如何受到保障。

《病人自主權利法》是亞洲第一部最全面保障病人自主權的專法，意願人首先要和家屬一起參與「預立醫療照護諮商」，經由醫療團隊說明特定醫療情境與選項，充分了解之後再做決定；同時也讓家屬聆聽、尊重及幫助病人實現願望。諮商過後再簽署「預立醫療決定」，於意識清楚時明確表達意願，如此一來能夠避免家屬深陷為病人做醫療決策與生死抉擇的泥沼，並使醫護人員獲得法律保障。

生命的消逝往往伴隨著親友的哀傷與內心衝擊，因此如何達至「生死兩相安」，是集體社會長期以來亟需重視的課題。藉由《病人自主權利法》的誕生，這個願景不再只是願望，而是你我確實皆能夠享有的權益。謝謝朱醫師完成這本極富意義的書，期盼大眾能夠啟動思考，為自己的生命做主。

生命的藍圖，就由自己親手設計吧！

專文推薦

人生最後一張考卷，答案由自己做主

臺大哲學系教授／《病人自主權利法》起草者孫效智

當我們面臨重大的醫療抉擇時，自己都未必能夠冷靜下來、好好地做決定，何況是交由家人代為決策，簡直是讓家庭陷入錯綜複雜的立場搖擺與爭論的苦戰中。再換個角度想一想：身為一位病患家屬，當你摯愛的家人突然陷入病況危急的情境，儘管你心急如焚但卻不得不為病人做出一項重大的醫療決定，這時，你會怎麼做？當你做完決定，腦海中卻又不禁閃過各種懷疑與猶豫：這項決定是對的嗎？真的是病人所想要的嗎？我的決定如果錯了，是否造成更多的痛苦或遺憾？

「代做決定」對於家屬而言，不但極為困難，同時也是一件痛苦的事情，事後甚至難以得到心靈的平安。進一步思索：為何會有代為做決定的情形發生？這是因為當事人在意識清楚時沒有交代，甚至可能連想都沒有想過，遑論跟家屬溝通了。所以當生命的最後一刻來臨，家人往往不知所措，難以探尋病人的真實願望。

又或者，家人之間的醫療立場不同，爭執與拉鋸便隨之產生。一個人的生命瓶頸往往會掀起一股家庭關係的波濤，但這不是我們所樂見的。即便是朱為民醫師這樣擁有安寧專業背景的醫師，當父親的重大醫療決策毫無預警地攤在自己面前時，身為人子的他，腦袋瞬間一片空白，只好把這一項難題交由母親處理。

生離死別的那一刻終究會來臨，我們都不會想要讓摯愛的家人陷入抉擇的困難；或是因為沒有仔細思索過生死議題，使得自己在生命的最後一哩路痛苦不堪，全身上下被醫療器材五花大綁地度過餘生。

為了能夠啟動全民思考並且勇於開口談論，朱醫師提供大眾一套有效的生死議題「觸媒」，透過簡單易懂的故事描寫各種醫療情境，解決一般人在面對生死重大醫療決策時，無法下決定的困境。朱醫師用輕鬆的筆調，協助讀者思考該如何做，並透過故事與醫療選項的交互安排，仔細分析每一個選項的利與弊。同時，本書也破除許多迷思，例如：不做侵入性治療就是等死嗎？其實不然，若病人選擇不要使用侵入性治療，那麼就會有「緩和醫療」來舒緩痛楚，讓病人能夠獲得身心靈的平安與尊嚴。

在當今社會中，有九成以上的民眾都希望在罹患重大疾病時，能夠知曉自身的病情。但若今天你的角色轉換成為家屬，卻又很弔詭地傾向隱匿病情；雖然口口聲聲地說，是為病人好，往往造成病人陷入不知所措的狀況。這是集體社會需要扭轉的情境，及早思考生命課題，是自我與他人共好的正向轉變。

全書的鋪排方式輕鬆易讀，書末還以劇本呈現「預立醫療照護諮商」的情境，講解《病人自主權利法》的正確應用，可謂《病人自主權利法》目前最容易上手的科普專書，值得一讀。

專文推薦

一盞渡津明燈

台灣安寧照顧基金會董事長楊育正

那一年我先父在台北市長任內發現甲狀腺癌，並已轉移。爸爸惆悵的說：「我還有許多事情要做，怎麼就生病了呢！」從那時起我們陪他度過了起起落落的五年，我深刻學得「做一切事都當及時」。

去年底，我高齡並略已失智的母親，因為吞嚥困難，身體逐漸衰弱，其後併發感染，終至最後多重器官衰竭去世。早些日子，當我跟母親討論最後當如何處理，媽媽說你們兄弟姐妹都有讀書，你們討論好就好。

我們也都深知，過度的醫療只有徒然延長死亡的過程以及伴隨著的痛苦，然而真正面對的時候其實並不是那麼容易，我們總是想，插個鼻胃管可以供應足夠的營養，媽媽的健康會逐漸回復過來，所以這段時間暫時的鼻胃管的痛苦是值得的。當媽媽因為併發肺炎呼吸困難的時候，主治醫師問我們要不要氣管插管，我們選擇了持續性正壓面罩呼吸，希望如果能夠適當的控制肺炎，媽媽還有機會能夠回復過來。事後我常為此決定讓媽媽多受苦而惆悵自責……作為專家醫師，我都有這樣的困難，一般人更如何做出適當的決定走這條單行道？

生命末期照顧的安寧思潮是在一九八〇年代傳到台灣，經過這麼多年，安寧緩和照顧的做法已經深入台灣，台灣在二〇一五年經濟學人智庫（Economist Intelligence）所做的調查中，全世界死亡品質第六名，在亞洲則持續蟬聯第一名。

二〇〇〇年立法的安寧緩和醫療條例經過三次的修法，目前在台灣的推展越來越深入而普及。二〇一六年初我們台灣又公布了《病人自主權利法》，以尊重病人醫療自主，保障善終權益，並能促進醫病關係和諧為主要的立法精神。在二〇一九年初要正式上線實施以前，我們正需要很好的教育跟社會宣導。本書的作者朱為民醫師從事安寧照顧多年，在醫療前線照顧病人的同時，也不忘法律捍衛病人善終權的重要，自《病人自主權利法》公告起，朱為民醫師便多次擔任安寧照顧基金會大小講座講師，用許多故事引導台下聽眾思考自己的善終權，生動演講獲得一致好評。

本書中他以自己陪伴父親的最後幾年開始，結合自己的專業素養和體驗，提出十一道極為中肯的題目作為所有人都可以參考，非常實際的人生期末考題，書的最後還有一齣編排擬真的戲，提供讀者進入情境中體會。我確信這樣的一本書，不管是用來學習面對自己生命的終點，或者陪伴所愛的人走完最後的一程，是每一個讀者都可以得到許多正確有用的資訊和參考的好書！

本書以專家的深刻用心，內容深入淺出，又完整周詳，當如一盞明燈，在你我遲早會面對如此迷津前，可以預做準備。

我個人讀後獲益良多，甚願為之推薦。

專文推薦

人生期末考，並不只是考試，更是考驗！

台中榮總緩和療護病房主任黃曉峰醫師

我是民國七十年考進醫學系的。

在那個「一試定終身」的聯考年代，「很會讀書」不一定有用，「很會考試」應該才是進入醫學系的唯一必要條件吧。

大學畢業前考了不少試，這自然不在話下；畢業前後還有考預官、考國考；進入醫院考住院醫師、考專科醫師……

看到為民醫師新書，直接大方地把「人生的期末考」題庫公布出來，令我不覺莞爾；這感覺—太—熟—悉—了。

為民醫師不只掌握到了題庫，還做了解題分析。這在我們那年代，根本就是家教班的名師了啊！如果希望在人生的期末考，拿到「善終」的這一級分，這本書絕對是必讀。

書中的這些題庫，不只是當成是非題（例如：要不要急救？），或是選擇題（例如：最後臨終要在家、在機構、還是在醫院？）；反而比較像是申論題：「生命當中，什麼對你最重要？」、「到了人生終點之前，什麼是你仍然珍視、不願放棄的？」、「當自己不再能表達，那時要跟最親近的人說些什麼？」

因為是申論題，所以需要花時間想一想，再作答。所以值得在健康的時候、腦筋還堪用的時候，好好想一想。而且不要光自己空想，找諮商團隊的內行人談一談。

多注意身邊親戚朋友的就醫經驗，或是文章、戲劇中的醫療場景，如果是你，你要不要那樣？想一想，什麼樣的醫療處置將會是令你覺得「無法忍受的痛苦」；這些別人的經歷都能當成是模擬考。

所以，這場人生期末考，並不只是「考試」，更是「考驗」。考驗對自己價值觀的了解、考驗跟家人的溝通、跟醫療團隊的溝通……

順便說一聲，可以討論，但是不要抄別人的。

專文推薦

預約善終大家一起來

陽明大學附設醫院推動善生善終的陳秀丹醫師

生老病死，無人能免，何不轉換心境，勇敢面對，認真規劃，預約善終。

臺灣的全民健保傲視全球，繳很少的保費卻可享有超高額的健保服務，包括無效的醫療；如果沒有事先了解醫療的極限與體認生命的有限，如果沒有事先交待自己的意願，一旦步入生命末期，許多的苦難很可能就會以「愛」、「仁慈」、「不捨」之名強加在自己身上。一天被插三次鼻胃管的病人、手腳被綑綁的老人和全身都是褥瘡的臥床病人所在都有；使用呼吸器還在做化療、放射線治療的病人也不時耳聞。天哪！是誰做了這些不人道的醫療決策？是誰提供了這些假仁慈的醫療行為？是誰在行假孝道？是什麼樣的醫療給付制度，讓生命末期的國人受苦？

英國醫學會明白揭示：「醫療的目的在恢復或增進病人健康，使其獲得利益或減少傷害，如果無法達到這個目標，治療的正當性就隨之消失，這時停止或撤回治療並不違法，也不違背倫理原則。」真正的醫療是行善，不是行惡，真正的孝順是順從父母意願，陪伴父母保有善終。

最近有一位知名長者，他因癌末痛苦不堪，花了大把金錢，遠赴瑞士安樂死。事實上，全世界安樂死合法化的國家並不多，爭議也相當大。目前臺灣人想要自然死都可能大有困難，安樂死更不必奢求。現階段，追求有尊嚴的自然死就好了，也比較沒有阻力；透過《病人自主權利法》的施行，有行為能力的成年人透過醫療諮商，可以事先預立醫療指示、指定醫療委任代理人，讓自己的善終權多了一個法源根據。我更期盼幾年後，當善生善終的理念更深入人心時，臺灣的《病人自主權利法》也能修改成像德國民法般，不以疾病的種類、期別為限，讓國人真正享有全面的醫療自主權，更能保有自然死的權利。

生命是為了享受人生而繼續，透過醫療而痛苦的活著，不是醫療的目的，也不是真愛。在追求個人善終權的同時，也請大家尊重他人的善終權。及早預立醫療決定，以防生命中的無常。朱為民醫師用很淺顯易懂的文字教大家如何面對人生的最後期末考，以追求善終，秀丹很誠摯的推薦給您！

好評推薦

有一種考試，沒有人想參加，但是沒人逃得掉。年紀漸長，這種考試就會越來越頻繁。你可能已經猜到，這就是關於人生——生老病死的期末考。

幾年前母親被確診癌症時，第一道試題是：要不要讓她知道病況？會不會對她衝擊太大？但是如果隱瞞，又要怎麼讓她配合接受治療？

後來試題一道一道出現，從胃癌、大腸癌，再轉移到肝癌。要不要開刀？要不要化療？要不要電燒？要不要插管？要不要做造口？要不要持續治療？還是讓媽舒服一點？每一個醫療決策，對我就像一場一場的考試，只是這些考題沒有參考書，也無從準備！但我的回答，卻關係著母親的後續治療、生活品質，甚至攸關生死！也因為試題真的太難，我經常不知如何作答，也沒什麼人可以討論，甚至最後壓力太大頭頂開始掉髮！我多麼希望那時候有人可以指引我，給我一些選擇的方向。

還好，為民醫師現在寫了這本書！這對許多人就是一本指引，一本面對人生期末考的參考書！

人生的考題沒有對錯，只有選擇。而透過書上一些個案，為民醫師給我們幾個困難的選擇，當你真實去思考這些問題，你會發現每一道題目真的很難……很難！還好為民醫師也跟我們分享他的專業看法，並透過其他病患的案例，讓我們可以參考別人是怎麼回答這些問題。也讓我們可以停下來想一下：那我們呢？有一天當試題出現在我們前面，我們會怎麼作答？還是放棄回答的權利，讓別人幫我們作答？

我母親後來平安地Pass了這些考試，逐漸地康復。而去年年底，這樣的試題擺在為民醫師的面前，是朱爸爸人生的最後一道考題，卻要為民醫師作答！幾個月後，在演講的現場，聽著為民醫師用溫暖的語氣跟大家分享：他是如何面對最後一道考題。他的語氣平平靜靜，安安祥祥，但令人動容！就如同我去跟朱爸爸上香時的感覺，雖然不免悲傷，但是為民跟家人們仍然平靜跟安祥。

謝謝為民醫師，透過這本有愛的書，讓我們未來能更清楚知道，該如何面對自己及家人的人生期末考。因為愛，我們也將會勇敢地圈選出更好的答案。因為愛，我們將會自己決定，讓家人們不要面對這些困難的選擇。因為，愛！

——知名企業簡報及訓練顧問王永福

台灣俗諺說「一款米養百種人」，在生命議題上，卻是「一款人走一條路」。每個人生命，都是一齣連續劇，幾乎沒有一模一樣的劇本。

朱為民醫師是說故事的高手，這次他以自己親身的故事，臨床的經驗，編導劇本，帶領我們探索生命到終點，必須通過的層層關卡。無論如何，「尊重生命，自主決定」的價值是不變的，同時，這也是在宅醫療的核心理念。

這是一本啟發我們如何「尊重生命，自主決定」的教科書。

這是一本超高齡社會，你我必讀的好書。

自己的生命，自己來決定。誠摯推薦給各位！

——都蘭診所所長、台灣在宅醫療學會理事長余尚儒朱醫師文中，一直反覆用「有一天」，因為每個人重病和死亡必定來臨。而那一天，其實不遠，而那期末考，也就是隨時考了，但又不能隨便考，因為萬一考不好，自己或家人就會演變成不得好死，所以「有一天」，其實是「每一天」，我的加護病房，都是一群鬼門關前的考生，而我只有盡心盡力，真心陪伴，看看大家在生命最後一刻的恐懼，驚慌失措，不知所措，後悔所帶來的大錯特錯，甚至蹂躪至愛家人也不知，有時還真的心情低落。而這些生命最後的考題，朱醫師已經整理出來了，大家不要擔心，看不懂，考不懂，就問安寧緩和醫療專科醫師……朱為民，他是受過專業訓練的生命老師，而只要閱讀《人生的最後期末考》，想必你一定會安全通過期末考！

——臺中慈濟醫院預防醫學中心副主任黃軒

某次在中原大學，為民「人生最後期末考」的全國大專院校巡迴演講中，身為他的教練我坐在台下，看著他氣宇軒昂、自信滿滿，帶點溫柔，加點互動，時而詼諧，時而溫暖的語氣，令人動容。

會後，我回頭看著這群大學生，在小小的卡片上振筆疾書寫著，這群二十出頭歲小夥子對演講的心得，有幾位同學甚至拿起麥克風對全場百餘人說著他與阿嬤、父母、家裡親人辭世時與老化後的心情，幾位同學也分享著他們會珍惜現在，感恩過去的演講收穫，我終於理解：「寫書或演講對為民而言，不再是一件單純的工作，而是延續他與父親的愛，最真摯的行動。」

本書與演講都是一顆種子，那是延續您與家人的愛，一顆看似不起眼，卻又充滿愛與關懷的種子。

——知名講師、作家、主持人謝文憲

目次

序

二〇一六年九月，我在TEDxTaipei，花了六分鐘說了父親的故事。故事敘述父親在重病時，家人遇到的醫療抉擇，以及內心的糾葛。故事的最後，呼籲聽眾要重視「預立醫療決定」，在身體健康、意識清楚的時候，事先規劃未來可能面對的醫療決策，才不會自己受苦、家人辛苦、社會痛苦。

演講後，得到很多的迴響，給我更多的鼓勵與動力。所以在二〇一七年，我做了兩件事，第一是出版了人生的第一本書《預約。好好告別》；第二是我體認到這個議題真的很重要，應該讓更多人知道，所以我去十所大學做《病人自主權利法》的公益演講。

「人生的最後期末考」這個題目，就是那時演講所定下的題目。我將生命盡頭一定會遇到的醫療抉擇，包含插管、急救、鼻胃管、在哪裡照顧、想不想知道病情、甚至是死後的後事安排等等，透過「考題」的方式，讓聽眾了解。

大學生的反應出奇地好，也促使我用文字方式更完整地陳述這些考題，更增加了對於法條的說明和解析。我相信，《病人自主權利法》不只是幾個生硬法條組成的而已，它包含著無限大的生命概念。

這本書的完成，非常感謝商周出版的編輯鳳儀和筱嵐，給我很多內容及方向上的調整和建議。謝謝行銷秀津細膩的活動安排，謝謝淑貞姐和何飛鵬社長不停給我鼓勵，全書才得以順利完成。

謝謝曾經指導過我的老師們。特別是黃曉峰醫師，帶給我的身教和言教是我最大的禮物。謝謝李孟智教授、劉夷生主任及陳怡成主任分別在研究和臨床路上給我的指引。更要謝謝憲哥和福哥，在我的人生低谷中，不間斷地支持與陪伴。

謝謝我在台中榮總嘉義分院的同事們，我總是很任性，幸虧有你們的包容。最要感謝緩和療護病房的夥伴，這兩年有你們一起打拚，最幸運也學到最多的就是我了。

謝謝我太太在背後支持，沒有她，這本書不可能完成。我們今年都面臨著生命角色的轉變，無論是成為新手父母，或是工作上職務的異動，我太太比我更辛苦，但是她總是做得比我更好。謝謝我兒子乖寶，在最需要他的時候，他就像天使般降臨到這世界。

最後，謝謝我的父母。我的父親在二〇一七年底過世了，他用他的生命，又給我上了一堂「人生的最後期末考」。謝謝我的母親，總是默默地扮演好每一個角色，她是我的偶像。

直到現在，我還在學習生命的功課，希望自己的「人生期末考卷」也能像我父親一樣答的那麼好，那麼優雅。

期待透過這本書，你／妳也能找到，屬於自己最好的答案。

第0題 父親的人生最後期末考

二〇一七年初，我開始了「人生最後期末考」大學院校巡迴演講，一年下來完成當初設定的十所大學公益演講。每次演講，我都會用父親的故事開頭：

「二〇一三年，我的父親八十一歲。一天清晨，他在家裡運動的時候，不小心跌倒撞到頭，然後就倒地不起，不省人事了……」從父親的故事，再帶入預立醫療決定和「人生最後期末考」這個主題。

巡迴演講很成功，我收到了大學生們很多正面的回饋。但那時我還不知道，二〇一七年末，父親真的走進考場——他的「人生最後期末考」。

☘

從二〇一三年父親跌倒撞到頭，腦出血，到他出院後出現失智的症狀，雙腳無法正常行走，我們全家人開始了一段，對我們來說很不尋常，但對台灣近一百萬人的照顧者來說，卻又再尋常不過的旅程。看著父親，從輕度失智，早上做的事，過幾天就忘記了；到中度失智，剛剛說的話，馬上就忘記了；到重度失智，走路、穿衣服、上廁所都需要別人幫忙……不過就是幾年之間的事。我跟媽媽替他請了一個外籍看護妮亞，借了電動床，買了化痰機，準備好一切。到後期，他開始出現一點點小的褥瘡，我也馬上就去借到了氣墊床、脂肪墊。細心照顧之下，褥瘡也痊癒了。

父親生病以來，我們盡可能地為父親創造一個好的照顧環境。我跟媽最開心的，莫過於這四年間，他只有一次因為尿道炎短暫住院過，短暫地被插了導尿管，後來也順利拔除。更不用提鼻胃管或是更侵入性的治療。父親都在家裡接受照顧，每到吃飯時間，自己開心地自己拿碗，用嘴巴吃飯、吃麵、吃水果。

他總是問我：「兒子啊，吃飯了沒有？」

也因此，當二〇一七年十二月，父親因為肺炎而住院的時候，我跟媽都覺得：應該打打抗生素，一兩周後就可以出院了吧！

殊不知，那是父親最後一次住院。

二〇一四年初，父親在復健醫院住了半年，剛回家不久，有一天我下班回家，媽就拿了兩份「預立安寧緩和暨維生醫療意願書」給我，跟我說：

「我跟你爸都簽好了！」

老實說，我有點嚇一跳，趕緊問媽：「媽！怎麼突然說這個！」

「在醫院住了這麼久，看得太多了！以後我們什麼都不要！」媽堅定地回答。

我心裡想，可是爸有點失智耶，他簽的真的代表他的意思嗎？於是當天晚上，我又再問一次老爸：

「爸，如果有一天你身體不好了，醫生要幫你電擊、插管，你想要嗎？」

父親的眼神有點空洞地看著我，過了一會兒，他才搖搖頭：「不要啦！人要是不能動，不中用了，活著沒意思！」

這個「不能動就是不中用」的理論，我記得我小的時候，爸就跟我說過了，如今他又重複一次。

我想我明白他的意思。

☘

這次，父親因為肺炎住院。住院時，血液培養出了細菌，是菌血症的現象。似乎比之前那次住院嚴重，但那時的我沒多想，「繼續打抗生素就會好轉了吧！」我心想。

發燒是停止了，但爸的雙腳卻愈來愈不聽使喚，原本還可以讓妮亞扶著爬上四樓的醫院宿舍，現在連走路都成困難；原本還可以自己拿著碗吃飯，現在漸漸吞不下去，甚至懷疑有嗆咳的現象。母親把食物都打成泥，一小口一小口慢慢餵，讓爸比較好吞，但這一刻還是來臨了：

「有沒有考慮，讓父親插鼻胃管？」神經科醫師很謹慎地問我。

我跟媽沒有馬上決定，即便我是一個安寧醫師，我還是陷入了苦思。

「這一題，要怎麼答？」

沒想到，父親自己回答了這一題。

♣

二〇一七年十二月，耶誕前夕。我跟媽回台中準備爸即將要出院的各項事情，讓妮亞在嘉義照顧父親。

媽的電話響起，她講了幾句，眉頭一皺，突然「啊！」了一聲，把話筒交給我。

是值班護理師，在電話那一頭有點緊張：「朱醫師，您的父親早上樣子不太對，我們幫他接心電圖，心跳剩下二十幾下，你們要不要過來……」

我心裡想著「怎麼可能？搞錯了吧！」但依然故作鎮定說：「好的，我們馬上趕過去，麻煩您請值班醫師看一下我爸爸。」掛掉電話，我用最快的速度換好衣服，跟媽媽一起開車飛奔嘉義。

剛上交流道，電話又響。話筒另一頭，是值班醫師的聲音，小心而堅定。

「朱醫師，您的父親早上樣子不太對，剛剛發現的時候就沒有自主呼吸了，心跳剩下二十幾下，很微弱。我們幫他接上了心電圖，心跳愈來愈慢。」

我沒有說話，腦中千百個念頭飛過。

值班醫師繼續說：「我知道您的父親有簽署不急救的同意書……有需要我們做什麼嗎？」

我短暫地閉上眼睛，心裡很明白，這是爸的終點了。於是慢慢地說：「不用了，讓他舒服一點就好，謝謝你。」

一轉頭，母親淚如雨下。我緊握她的手。

☘

推開病房的門，窗簾是拉上的，空間有點暗，妮亞靜靜地坐在角落掉眼淚。好安靜，幾乎聽不到一點聲音。父親靜靜地躺在床上一動也不動，像是睡著了。床旁邊擺著一台心電圖機，波形成一直線。

我跟媽，花了很多時間在爸的旁邊，跟他說話，跟他告別。衛生紙一張一張地抽，卻仍然止不住淚水。

不知過了多久，我走到外面對著護理人員說：「我們好了，麻煩你們。」她點點頭，進來幫父親整理身體，拔掉手上的點滴，和我們一起將身體擦拭乾淨。

這時我才意識到，父親的最後一刻，身上只有點滴，沒有導尿管、鼻胃管、氣管內管，也沒有傷口。簡簡單單，乾乾淨淨。

父親的人生最後期末考，這是他的考卷。

父親從來沒有聽過我演講，也沒有看過我的書、我的影片。但我很清楚知道，我一直是他的驕傲。

而在經歷過這一切之後，我想跟爸說：「爸，謝謝你，我愛你，你是我的驕傲。」

第1題

如果有一天，人生到了生命的盡頭，好比說，癌症末期，沒有辦法從嘴巴好好吃東西的時候，沒有辦法吞嚥的時候，你會做什麼選擇？

選項

A. 順其自然，可以吃就吃，不能吃代表大限將至，也不要勉強了吧！

B. 營養對我來說很重要，我希望可以插鼻胃管，用管灌的方式維持營養。

C. 營養對我來說很重要，但是插鼻胃管太痛苦了，我不想要。打點滴，用靜脈營養的方式比較好。

D. 營養對我來說很重要，我還有聽說過一種管子叫做胃造口，也就是從胃直接打一個洞，把管子放進去，從那裡灌食。

E. 以上都不好，我有更好的想法。

F. 沒想過這件事。

選項說明與分析

A. 順其自然，可以吃就吃，不能吃代表大限將至，也不要勉強了吧！

選擇順其自然的朋友，應該是不希望在生命最後的盡頭，還要接受許多無謂的受苦與治療。一般在這樣的選擇之下，並不一定是什麼都不吃，而是要運用許多方式幫助進食。比方說，運用合適曲度的湯匙，小口小口地餵食流質食物，慢慢餵，小心餵。比方說，運用調理食材的方式，像是食物調理機或果汁機，讓本來無法下嚥的食材變得容易吃進口裡。比方說，調整進食的時間和份量，少量多餐，或配合病人清醒的時間進食，也是可以考慮的方式。

B. 營養對我來說很重要，我希望可以插鼻胃管，用管灌的方式維持營養。

插鼻胃管是台灣許多病人或家屬的選擇，也是各個長期照護單位最常見的風景之一。鼻胃管是一根塑膠管子，從鼻孔裡經過咽喉和食道進入胃中，對於無法從口進食的病人，特別是一些手術後或是吞嚥困難的患者，是一項很棒的發明。

它的優點有使用單純、更換方式不會太複雜、容易清潔等等。但也有很多讓人不喜歡的缺點，例如：鼻子和喉嚨裡有一根管子讓人很不舒服；若病人意識不清無法配合，常常必須要插很多次才插得進去，非常難受；放久了，容易造成鼻腔的潰瘍；如果不小心清潔不當，可能造成感染；而且，最難過的，只能進食流質或是半流質的食物，無法像原來一樣享用美食。

C. 營養對我來說很重要，但是插鼻胃管太痛苦了，我不想要。打點滴，用靜脈營養的方式比較好。

靜脈營養一般分成周邊靜脈營養和全靜脈營養，長期完全無法由口進食的人必須選擇全靜脈營養，才有辦法得到足夠的營養補充。全靜脈營養成分包含醣類／蛋白質／脂肪／維生素／礦物質等等，幾乎涵蓋了人體所需的必需營養。當然，打點滴跟插管子比起來，似乎聽起來比較輕鬆，但一般人不知道的是，全靜脈營養必須從中央靜脈導管才有辦法給予，也就是必須從身體的幾條大靜脈中（如頸靜脈或股靜脈）先放入一個長約二十公分以上的靜脈導管，並不像一般打點滴那麼輕鬆寫意，況且，這樣粗的靜脈導管必須每週更換，對病人來說也很辛苦。臨床上，除非是完全腸阻塞的病人，通常不會考慮長期使用。

D. 營養對我來說很重要，我還有聽說過一種管子叫做胃造口，也就是從胃直接打一個洞，把管子放進去，從那裡灌食。

胃造口的全名是「經皮內視鏡胃造廔」（PEG），基本上和鼻胃管很像，只是鼻胃管是從鼻孔放到胃裡，而胃造口是直接在胃部打一個洞，從肚皮直接放入管子。好處是，胃造口之後更換管路簡單許多，也不會有鼻胃管放置時的刺激與不舒服，讓失智的老人比較不會因為不適而任意拔管。缺點是，在胃部打洞具侵入性，必須在身體上鑽一個洞，這也是台灣胃造口相較於歐美非常不普及的原因。很多人不喜歡它的侵入性，所以使用的比例非常低。其實，對於長期需要灌食的病人，使用胃造口的方式，無論就病患舒適度、外觀，或是置換管路的方便度而言，都會比鼻胃管要好。但也有少數病人長期使用後，胃造口周圍的皮膚潰爛。

E. 以上都不好，我有更好的想法。

還有更好的方法嗎？也許未來會有。或是如果你知道的話，歡迎跟我說。

F. 沒想過這件事。

沒想過也是很正常的，其實以前的我也從來沒想過這件事。只是，身為醫師，我必須肯定的說，這種狀況每個人一定會遇到，只是或早或晚，或時間或長或短而已。現在沒有先想想，未來就只好交給別人決定了。

你／妳會怎麼選擇呢？

有一天無法由口進食的時候——他的故事

二〇〇六年，我在台北市某醫學中心當實習醫師。

當年實習醫師的工作，除了學習新知、照顧病人之外，我們必須要負責病房內許多看似平常但是一定需要由醫護人員來執行的醫療業務，例如放置尿管、鼻胃管、做心電圖、抽血、換藥等等。

醫學中心病人多，相對這些醫療業務也非常繁重，我們每天就在這些事物與學習中，在醫院的大小地方四處奔走。

稍微可以喘息的時候，幾個實習醫師會在休息室裡聊天打屁，有的時候也會有點抱怨。有一天，我們聊到一個主題：「尿管、鼻胃管、心電圖」這些事情，最不喜歡哪一個？

出乎意料之外，當天在場五位實習醫師都最不喜歡鼻胃管。

那年過年，照樣留在醫院值班。凌晨五點正在值班室躺一下休息，接到了護理站的電話：

「朱醫師，〇二二床鼻胃管自拔，要重新放。」

我翻了個白眼，又是自拔，早上五點耶！很不情願地準備好需要的用品：鼻胃管、手套、潤滑凝膠、聽診器，往病房走去。

〇二二病人是一個七十五歲的沈爺爺，聽說以前是將軍，威風八面。但好景不常，五年前開始失智，三年前腦部大面積中風，從此無法走路、說話、上廁所，只能終日躺在病床上。他這次因為肺炎併發敗血性休克送到醫院來，狀況其實不太好。

他住在單人房，走進病房，一股尿騷味混合著食物的味道迎面而來，映入眼簾的沈爺爺蜷縮在病床一角，他好瘦，幾乎只剩下皮包骨了。因為床躺久了，手腳關節缺乏活動都攣縮了。我想是因為他又自拔鼻胃管的關係，所以他的雙手都用了保護手套套起來，手套的另一端用棉繩綁在病床欄杆上。

病床旁邊看似坐著他的太太、兒子和女兒，每個人都焦慮地看著我。

「你們好，我來幫伯伯重放鼻胃管。」我說。

「不好意思、不好意思，這麼早還要麻煩你。」奶奶很抱歉地跟我說，我沒有回應，就開始我的工作。

不料，平常理應是在十分鐘內就可以完成的任務，那天清晨很不順利。放置鼻胃管，是從病人的鼻孔中把管子插進去，經過咽喉進入食道直到胃裡。其中需要病人配合吞嚥。意識清楚的人能配合吞嚥，管子通常很快就可以進入食道。

但是沈爺爺，說什麼就是不吞。

過了三十分鐘了，管子都無法進入食道，一直從嘴巴跑出來。

「伯伯，要放了，你要吞口水喔！吞口水！吞！」我在伯伯的耳朵旁邊大叫，但他不理我。我當時真的很生氣，但一個失智又中風的病人，如何能配合我呢？

更辛苦的是，每插一次管子，就會刺激他的鼻腔和咽喉，引發咳嗽反射，所以我一邊插，伯伯一邊咳，感覺幾乎要把肺咳出來。沈爺爺咳到眼淚直流，儘管他失智又中風，但是他的眼神還是憤怒地一直瞪著我，好像我是個十惡不赦的壞人。

奶奶看到她先生這樣，也忍不住掉眼淚，跟旁邊的女兒說：「我們不要放了好不好，他以前就很不喜歡鼻胃管，他好辛苦、好辛苦……」女兒挽著媽媽的手，看起來也很難過。不料，坐在一旁角落的兒子聽到這句話大聲地斥責奶奶：「說這什麼話！不放管子怎麼吃東西！怎麼會有營養！醫師，你不要聽她的。」奶奶被兒子一唸，不再說話。

我只是個小實習醫師，也很無奈，只能繼續做事。從左邊鼻孔插，失敗，伯伯咳個不停；從右邊鼻孔插，還是失敗，伯伯咳個不停，眼淚又流出來。插到最後，伯伯知道我要插了，頭就一直扭動，不讓我插，她的兒子和女兒只好用力把伯伯的頭固定住，好讓我做事。

伯伯的頭被四隻手卡住，頭歪一邊，眼神還是直瞪著我。不知為何，直到現在，我還會想起這個充滿了情緒與悲傷的畫面。

經過了九十分鐘的鏖戰，管子終於進去了。用聽診器確認，確定位置是在胃裡面，大功告成。我全身大汗，衣服都溼透了。

奶奶、兒子和女兒不住跟我道謝，臨走的時候，還聽到兒子打電話跟護理站說：「麻煩你們把我爸手綁緊一點，免得他又拔管子。」

我默默走出病房，天亮了。

☘

很多實習醫師不喜歡鼻胃管，我想是因為，在一次又一次地插管子，與病人一次又一次地拔管子之中，被插拔的已經不只是那根管子，而是病人的意志、家屬的期待和醫療的無奈在互相拔河，同時還混雜了好多種無法名之的情緒。身為小醫師，那些都是我們無法處理的，我們只能奔走在病房之間，繼續插那個被拔掉的管子。

我常常想起沈爺爺瞪我的眼神，想著如果我是健康的他，我會怎麼做？如果我是生病的他，我又會怎麼做呢？

親愛的朋友，你會怎麼做？

有一天無法由口進食的時候——我的決定

看過沈爺爺的故事，如果你是沈爺爺，會怎麼做？

其實，無論我們想不想要，隨著身體一步步老化，遲早有一天會慢慢喪失咀嚼、吞嚥以及消化的功能。醫學的進步，讓我們在那時候依然可以維持營養，無論是打點滴、鼻胃管或是胃造口。

你可能不知道，其實這些事情，我們在健康的時候就可以提前做準備，甚至做決定。我們可以事先選擇，當我們無法由口進食時希望接受怎麼樣的治療；我們也可以事先決定，當我們無法由口進食時要拒絕什麼樣的治療。

例如，如果沈爺爺在健康的時候，事先寫下他以後走到生命末期不想要接受鼻胃管治療的話，他生命最後的日子會不會比較輕鬆一點呢？

給我們這個權力的法律，叫做**《病人自主權利法》**。

透過《病人自主權利法》，我們可以事先做「預立醫療決定」，來決定，如果有一天我們生命走到末期、極重度失智、植物人，或進入不可逆轉的昏迷的時候，我們可以在營養相關的醫療上做一些選擇。

《病人自主權利法》即將在民國一〇八年一月正式實施，在這部法律中，打點滴、鼻胃管或是胃造口統一被歸類成「人工營養及流體餵養」，指的是透過導管或其他侵入性措施餵養食物與水分。（第三條）

要透過《病人自主權利法》完成「預立醫療決定」有三個要件：

1. 必須本人決定而且須滿二十歲或具完全行為能力者。
2. 必須經過「預立醫療照護諮商」，和家人以及醫療團隊共同討論不同的決定可能會遇到的種種狀況。
3. 必須書面寫下「預立醫療決定」，並經見證人或公證。

這樣，在寫下決定之後，如果有一天自己成為末期病人、極重度失智、植物人，或進入不可逆轉的昏迷的其中一種，經過專科醫師確定以及安寧團隊會診之後，我們之前做的「預立醫療決定」就會生效。

到那個時候，即便自己已經失去了意識，家人和醫療團隊依然會知道我們的想法。

例如，沈爺爺在健康的時候可以這樣寫下並選擇：如果有一天我變成末期病人的時候，針對人工營養及流體餵養……

□ 我不希望接受人工營養以及流體餵養。
□ 我希望（在一段時間內）接受人工營養以及流體餵養，之後請停止；亦得於該期間內隨時表達停止的意願。
□ 如果我已昏迷或無法表達意願，請由我的醫療委任代理人為我決定人工營養以及流體餵養處置。
□ 我希望接受人工營養以及流體餵養。

假設沈爺爺已經決定好了其中一個，並且寫下來，他的家人以及醫療團隊就有一個做為行事依據的標準。是不是會比較好呢？

另外，只要本人意識清楚，這一份「預立醫療決定」隨時都可以修改。我們對於生命的想法即便有改變，也可以即時做相對應的調整。

親愛的朋友，看到這裡，你有想要開始做「預立醫療決定」了嗎？

第2題

如果有一天，你年紀大了被醫師診斷了重病，你會想知道自己的病情，還是不想知道，都交給家人決定？

選項

A. 想完全知道，連細節的部分也是，自己的生命自己做主。

B. 想知道，但不用知道這麼詳細，差不多就可以了。

C. 不想知道，請跟我的家人說，他們幫我決定就好。

D. 其實都可以啦！醫師你決定就好了！

E. 沒想過，我也不知道自己想不想知道。

選項分析與說明

A. 想完全知道，連細節的部分也是，自己的生命自己做主。

我們每個人對於自己的疾病都擁有「知情」、「選擇」和「決定」的權利。這三個層次是有順序的，也就是必須對於疾病的診斷和癒後「知情」，才能夠看清楚目前手上到底擁有哪些「選擇」。有了選擇之後才有辦法「決定」某些治療或決定。一般病情告知的目的就是希望至少病人可以到達第一個層次，也就是「知情」。為什麼「知情」這麼重要呢？因為我們都相信，對於一個心智成熟的人，只有自己才能為自己做出最好的選擇與決定。選擇這選項的人，一定也是這麼覺得吧！

B. 想知道，但不用知道這麼詳細，差不多就可以了。

很多長輩對於自身的身體狀態非常豁達了，問他們的時候，他們常常說：「不用知道這麼詳細啦！」即便身為醫療人員的我們都覺得應該知道得愈詳細愈好，但是對於這樣的答案，除了更進一步去探討為什麼病人只希望知道大概就好，此外還必須考慮到，病人是否還沒有準備好知道完整的狀況，進而以循序漸進的方式來告知病情。也就是說，病情告知不是每個人都一樣的，而是非常個人化，甚至是一門藝術。依當時病人的需求、家屬的想法和環境的配合程度，做不同速度的病情告知。

C. 不想知道，請跟我的家人說，他們幫我決定就好。

這在台灣也是很常見的選項，甚至家屬會主動要求醫護人員不要將病情告知本人，也所在多有。原因常常是：擔心病人負擔太大，知道消息之後會崩潰，反而不利於治療；覺得年輕的家屬比年老力衰的病人更有能力與智慧來面對疾病的現況，所以不如讓家人決定就好；「都已經病這麼重了，講也沒有用啊！」等等。其實，病人本身或是家屬有這樣的想法，都是很自然的，因為生病時自然會有諸多擔心。這同時也表示了，也許在時間或空間上還沒有準備好。身為醫護人員，這時必須要盡力去「準備」一個更好的時間和空間，讓病人更能接受病情告知。同樣的，身為家屬，也應該去努力創造一個好的環境，讓病人逐步了解病情。

D. 其實都可以啦！醫師你決定就好了！

聽到這樣的話，醫師也許會有些苦惱，但說不定也是很好的契機，因為這給醫師更多的空間去掌握病情告知的主導權，也讓醫護同仁有機會處理病情告知的問題。但是身為專業人員的醫護人員也必須要注意，有的時候並非病人和家屬不接受，而是溝通技巧沒有考慮到病人和家屬的需求，讓病人與家屬覺得不舒服，甚至心理受傷。或是在還沒有跟病人建立起好的關係之前，就迅速地告知病情？或是沒有準備好一個適合告知的環境與場所？這些往往是病情告知不順利的可能原因。

E. 沒想過，我也不知道自己想不想知道。

很多事不要想，好像就不會壓力這麼大了？但是根據經驗來看，幾乎每個人都會遇到這件事情，而我相信，只有自己才能夠為自己做最好的決定。因此，還是思考一下吧！並且把你的想法告訴你的家人。因為我們都不希望，當有一天真的病重了很想知道病情，家人卻因為擔心自己會承受不住打擊，而隱瞞了自己。

有一天得到了重病的時候，會想知道自己的病情嗎？——他的故事

明明是冬天，台灣卻熱得跟夏天一樣。會診不會因為夏天冬天而有區分，接到了會診，瞄了一眼手機，八樓。唉。我嘆了一口氣。

在我們醫院，八樓全部都是單人房。因為單人房數量有限，一位難求，自負額自然也比較高，因此也多半是社經地位比較好的人住，也自然，有些家屬的要求比較高。

看看病歷，病人是一位八十歲的張阿公，這次因為呼吸喘住進醫院，經過電腦斷層檢查，應該是肺癌。但是年紀這麼大，家屬希望緩和治療，所以會診我。

坐了電梯上了八樓，走到病人的〇七二病房前面，我在門前停了下來。

「隱病情」，一張紅底白字的小卡插在門上的插槽中，特別顯眼。

「唉。」我又嘆一口氣。

推開門，是一間特大的單人房，除了病床之外，還有一張沙發，一個平面電視，一間獨立衛浴，一張扶手椅，一個茶几。

阿公躺在床上，上半身微微坐起，雙眼閉著，臉上罩著氧氣面罩，呼吸一喘一喘，有點費力。

他的太太、兒子、媳婦和小女兒坐在沙發上看電視，看到我就急忙站起來，非常客氣又有點緊張的樣子。他的兒子約莫五十歲上下，眼睛瞪著大大地看著我，右手在嘴唇旁邊比了一個「噓」的手勢。我跟他點點頭。我跟他們說我是緩和醫療的醫師，主治醫師請我來看一下爸爸。我問了兒子，爸爸是說國語還是台語？然後，我拍拍阿公肩膀，用生硬的台語跟阿公對話起來：

「阿公，您好，我是朱醫師，你現在覺得怎麼樣？」

「啊就，有點喘，有點喘。全身沒力。」阿公很虛弱地回答，但是神智依然很清楚。身體隨著呼吸一上一下。

「有點喘喔，不太舒服對不對，那我跟你的醫師討論一下喔，幫你調一下藥，好不好？」我一邊握著他充滿皺紋的手，一邊說。

「好、好，金多謝，金多謝。」阿公還是很喘。

檢查完阿公後，我走出病房，兒子、媳婦和女兒也跟我走出來。一聊，才發現阿公年輕時候是上市公司大老闆，剛好搭著台灣經濟起飛，賺了不少錢，度過了黃金歲月。

「醫生，情形怎麼樣？」兒子焦急地問。

「應該是腫瘤太大造成的喘，可以給一些嗎啡類的藥物，會覺得比較好。如果比較喘的時候可以讓爸爸坐高一點，另外，在他臉上搧風，會比較舒服。」我用專業回答。然後，我不得不問接下來的問題：

「我沒有禮貌地問一句，如果爸爸突然有狀況，要幫他急救嗎？」

他的兒子連忙搖頭：「不要，醫生，都年紀這麼大了，不要了吧。妹，你說是不是？」他看向妹妹，妹妹連忙搖頭，說：「醫生，我們和媽媽都商量好了，不要急救插管。」

我有點為難，說：「可是爸爸現在意識很清楚，你們確定不告訴他嗎？」

妹妹眼眶泛淚，說：「我們也很為難，但是一想到爸知道這個消息對他的打擊，我就……我就……」她說到泣不成聲。

「可是如果爸爸意識清楚，那必須由他來填不急救的意願書。」我說。

「沒關係，醫生，等我爸昏迷，我再來簽，好不好？拜託醫生了。」兒子頭低低地說。

這時，阿公的太太走了出來，看到女兒在哭，問她怎麼了。女兒說，醫生在問我們要不要跟爸爸說癌症的事。

反倒是阿嬤很鎮定，淡淡地說：「不要說了吧。現在說這個又有什麼用呢？」然後慢慢地走開。

看著阿嬤的背影，我的心中充滿著無奈。

☘

第二次看到阿公，是在兩周之後。阿公開始接受安寧共同照護，所以我固定時間會去看他。

電梯上了八樓，走到病人的〇七二病房前面，「隱病情」那張紅底白字的小卡還在門上。

阿公打了嗎啡之後，喘變得比較好了，但是身體卻一天天虛弱。我走進病房的時候，阿嬤正在跟阿公抱怨醫院的便當很貴，阿公邊聽邊點頭。

「阿公，最近好嗎？」我問。

「好一點，但是很想睡覺，很累。」他虛弱地說。

我忍不住想聊深一點：「阿公，那你住院住這麼久，會不會擔心啊？」我一邊講，眼神一邊越過阿公的床，看到他兒子不住跟我搖頭，食指放在嘴唇邊。

「不會啦！我以前也得過肺炎，就是要住院病才會好啊！」阿公說，儘管虛弱，但還是開朗。

「阿公好堅強喔，真是不簡單。」我讚美了一下阿公，就走出病房。他的太太跟了出來。

阿嬤在病房的走廊外小心翼翼地問我：「醫生，他的狀況怎樣？」

「狀況不太好，一直在變差，可能要開始準備一些後面的事情。阿嬤，你們真的不跟他說嗎？」我邊搖頭邊說。

「唉！」她大嘆一口氣。「主治醫師也問我們一樣的問題啊！可是之前都沒說，現在突然是要怎麼說。而且他喔，凡事都會往壞的地方想啦，一旦告訴他，不知道會怎麼樣啊……醫生，再看看，好不好？」

「你們真的很擔心他會崩潰喔？」我試圖同理他們。只是，無論我怎麼說，他們依然決定不跟阿公說出真相。

♣

再一次看到阿公，又是兩周後，他的治療團隊跟我說阿公狀況非常不好，已經陷入昏迷了。

我走進病房，所有人都圍在阿公的床旁邊。阿公眼睛緊閉，身體隨著呼吸起伏，有點喘，喉頭出現「呼嚕嚕」的聲音，看來情況不好。

女兒急忙問：「醫生，我爸的狀況怎麼樣？是不是不好了……」

我點點頭，說：「可能就是這一兩天了，多陪陪他吧，多跟他說說話，跟他說你們愛他，跟他說再見。」我試著引導他們。

空氣一片凝結，沉默，過了許久，沒有人說話，大家的頭都低低的。只有阿公的「呼嚕嚕」聲音在房間裡迴繞。

我走出病房。臨走前，回頭看了病房的門一眼，那張紅底白字的小卡仍然在那裡，寫著：

「隱病情」。

我嘆了一口氣。

☘

親愛的朋友，如果張阿公的家人有告訴他實話，他們最後一個月的相處，會不會不一樣呢？

如果你是張阿公，你會希望怎麼做？

有一天得到了重病的時候，會想知道自己的病情嗎？——你的決定

關於「病情告知」這件事，我想從三個面向來討論。

「隱瞞病情」帶來的三大關鍵問題

台灣每年有將近十萬人被診斷癌症，在傳統社會保守的觀念下，很多家屬認為癌症是不治之症，因此無論診斷出早期或是晚期，隱瞞病人真實病情的狀況非常常見。問家屬們原因，多半可以得到以下的回答：「哎呀，醫師你不知道，爸爸很脆弱，萬一被他知道了，他會崩潰！」或是「唉呦醫生，媽年紀這麼大了，平常腦筋就迷迷糊糊的，跟他說也沒有用啦！跟我說就好，我來處理。」

這些論點似乎都有道理，但是你知道嗎？「隱瞞病情」會帶來後續我認為最關鍵的三大問題：

1. 病人不知道自己的生命快到盡頭，身後事例如財產規劃、後事交代等很難

找到時機討論。沒有討論，一旦病人突然離世，後續可能演變為家族裡的紛爭及困擾。

2. 病人不知道自己的生命快到盡頭，最後關頭的關鍵醫療決定，如插管、電擊、壓胸等，也不會有機會可以討論。等某一天突然進入緊急情況，通常家屬們面面相覷，只好硬著頭皮替病人決定。只是，無論做什麼決定，心裡頭都會有一個聲音，小小聲地問自己：「萬一我做錯了決定怎麼辦？」可惜，那時已經沒有人可以給我們答案了。

3. 最重要的是，病人不知道自己的生命快到盡頭，沒有辦法好好的利用剩下的時間，跟最愛的家人道謝、道歉、道愛和道別！就像張阿公和他的家人一樣，最重要的時光可能就在猜疑、後悔與沉默之中，過去了。

病人真的不知道嗎？

根據調查，九成以上的民眾希望在罹癌的時候清楚被告知病情。但是很奇妙，當我們變成病人家屬，我們又不自覺地會想很多！想說老人家會不會撐不下去，想說老人家會不會失去對生命的自信等等。只是，老人家真的有我們想像中這麼脆弱，又這麼不聰明嗎？

其實，他們雖然總是默默地不說話，躺在病床上，但是他們的眼睛看著，他們的耳朵聽著，他們的心思躍動著。無論是愈來愈頻繁地進出急診室，身體功能逐漸下降，本來不需要洗腎的現在要洗腎了，家屬常常在病房門外低聲哭泣……這些動作與變化，老人家都覺察得到。只是有時我們不說，他們也不說。就像是故事裡的張阿公一樣，有時候我看著他的眼神，常常覺得其實他什麼都知道了。只是兒女不說，老人家也不敢問。兒女怕長輩承受不住，老人家也擔心給晚輩多餘的壓力和負擔。那些說不出口的，其實都是愛。

《病人自主權利法》關於病情告知的相關規範

《病人自主權利法》即將於民國一〇八年正式實施。根據《病人自主權利法》第五條第一項：**病人就診時，醫療機構或醫師應以其所判斷之適當時機及方式，將病人之病情、治療方針、處置、用藥、預後情形及可能之不良反應等相關事項**

告知本人。病人未明示反對時，亦得告知其關係人。

也就是說，除非「本人」說可以告知其他家人朋友，不然在一般狀況下，醫療機構或醫師必須將相關的病情告知本人。這保障了我們每一個人對於自己的疾病與身體狀況知情的權利。畢竟，有了知情，才有接下來的選擇與決定，不是嗎？

也許也有人會問，直接告知不是太殘忍了嗎？難道沒有比較符合常情的方法嗎？回頭看看《病人自主權利法》，很重要的是，醫療機構和醫師必須在「**其所判斷之適當時機及方式**」來告知病情。告知病情本身充滿著藝術與智慧，並不是一般的醫病溝通這麼簡單。包含告知的時機、告知的地點、參與告知的人員、告知前的準備、告知的溝通技巧、告知後的相關支持系統等等，醫療人員都必須在告知前仔細地思考過一遍，確保病情告知的品質以及病人和家屬的理解程度，如此才是理想的告知。

以我自己為例，我在告知病情之前，經常會先確定病人是否已經做好準備來聽我接下來要說的話了，而不是一股腦兒地把病情全盤托出。我常常會先問這樣的問題：

「檢查結果出來了，你會不會擔心報告的結果？」

「很多人都會擔心，其實很正常。」

「今天會希望我把檢查結果完整告訴你嗎？如果你今天很累，想休息也沒關係，我們可以改天再說。」

準備好了適當的時機，用適當的方式告訴病人和家屬病情，往往會收到最大的效果，也讓病人可以獲得支持。知曉了病情以及後續的變化，確認後續可以做的治療方式，才有辦法進一步讓病人有時間跟家人溝通身後事，討論是否執行生命盡頭的一些相關醫療措施，並且好好地讓病人和家人說愛、說謝謝、說對不起、說再見。

回頭看看考題，如果有一天你得了重病，你會想知道自己的病情嗎？無論你選的是哪一個，我希望你把為什麼這麼選擇，告訴你最愛的家人。

第3題

如果有一天，自己的生命已經走到了盡頭，你希望醫護人員依然對你使用醫療措施，例如插管、電擊、抗生素，讓你有效維持生命嗎？

選項

A. 當然要，生命這麼寶貴，必須用盡一切努力保護。

B. 如果真的走到生命的盡頭，就給我舒適的醫療，讓我好好走，不留下遺憾。

C. 可以試看看，如果試了一段時間，例如三個月吧，都沒有好起來，仍然是半死不活的話，那就停止了吧！

D. 專業我不懂啦！醫師你可以給我們一些建議嗎？

E. 沒想過，到時候再決定就好了吧……

選項分析與說明

A. 當然要，生命這麼寶貴，必須用盡一切努力保護。

依據《病人自主權利法》，所謂維持生命治療：指心肺復甦術、機械式維生系統、血液製品、為特定疾病而設之專門治療、重度感染時所給予之抗生素等任何有可能延長病人生命之必要醫療措施。現代醫學的發達，使醫護人員在面對死亡的時候有非常多武器可以對抗死亡，延長生命。正因為如此，我們的平均壽命連年上升。即使病人已經病入膏肓，真的想讓他多活幾天是辦得到的。只是，天下沒有白吃的午餐，所有的醫療行為不是都只有好處，沒有壞處。比較具侵入性的像是心肺復甦術，可能會造成肋骨壓斷，全身瘀青；插管與呼吸器會使病人無法言語，無法由口進食，而且非常不舒服；比較不侵入性的像是輸血，可能會造成末期病人全身水腫，增加不適；像是抗生素，即使真的不會造成太多不舒服，但還是可能會有藥物副作用。以上的治療是人類智慧的精華，面對一個本來健康卻瀕臨死亡的人，是一定要做的。只是，如果是一個已然走到盡頭的生命，這些治療是否還有意義呢？

B. 如果真的走到生命的盡頭，就給我舒適的醫療，讓我好好走，不留下遺憾。

舒適的醫療，又稱做**「緩和醫療」**（Palliative Care），指的是以非侵入性的醫療手段維持病人生活品質，提升身心靈的平安與舒適。很多人常常以為，不做侵入性治療就什麼都不做了，「等死」。事實上不是這樣，而有時我們甚至做的更多！比方說，除了藥物治療以外，緩和醫療的領域還有心理治療、舒適護理、復健治療、靈性關懷、藝術治療、芳香治療、園藝治療、寵物治療等等。透過各種方式，盡可能讓病患及家屬覺得舒適。提升生命，而非單純地想要維持生命。

C. 可以試看看，如果試了一段時間，例如三個月吧，都沒有好起來，仍然是半死不活的話，那就停止了吧！

「試看看」的方式，在醫學上叫做**「限時醫療」**（Time Limited Trial），也就是面對困難的醫療抉擇時，先選擇例行性的維持生命治療，但是給一個時間限制，例如兩個禮拜、一個月、三個月。例如不確定插管會不會有好處，那就先做插管治療，若是一個月病情都沒有好轉，進入末期，再將插管移除。同理，面對輸血、抗生素或是其他醫療方式，也可以考慮使用「限時醫療」。

D. 專業我不懂啦！醫師你可以給我們一些建議嗎？

醫療領域深入複雜，一般人很難進入討論，常常需要醫療專業人員的意見，共同做決定。這樣的方式，我們稱做**「醫病共享決策」**（Shared Decision Making），也就是擺脫傳統的醫師說什麼病人就聽什麼的父權關係，進入醫師與病人平行的互動關係。醫師攤開各種治療的選項，說明每一種療法的好處與壞處，而病人和家屬也要表達他們對於醫療和生命的價值觀，哪些事情在生命當中是重要的？抉擇的偏好在哪裡？分析各種治療的優缺點之後，支持病人做醫療決策，一起做一個最好的決定。

E. 沒想過，到時候再決定就好了吧……

很多事不要想，好像就不會壓力這麼大了？但是根據經驗來看，每個人都一定會遇到這件事情，差別只是在於早晚而已。醫療突發狀況複雜難測，如果突然就進入昏迷了，那可能連考慮的機會都沒有。更不幸的是，困難決定的重擔會落在最親的家人身上，可能讓他們陷入兩難。我想我們每個人都不願意讓家人為難，不是嗎？如果有機會可以提早討論，提早做決定，你會不會抓住機會呢？

有一天走到了生命的盡頭，會想接受維持生命的治療嗎？
——他的故事

急診室，一個充滿著悲歡離合，充滿故事的地方。

二〇一〇年，那時我正在醫學中心接受家庭醫學科住院醫師訓練第二年。所有的家醫科住院醫師，一定要去急診室輪訓。

對於接受訓練的住院醫師而言，急診室一般分為幾個區域：診間區：新到急診的病人到診間給醫師看診，詢問病情，接受理學檢查的地方；留觀區：在診間區做完初步診斷，需要進一步檢查，或是狀況還不太明朗，需要留院觀察的區域；急救加護區：處理生命徵象不穩定的緊急病人。

想當然，急救加護區是挑戰最大，也是學習最多的地方。

只是，我才到急救加護區第二天，就出現了一個我一輩子都不會忘記的病人……

一個風和日麗的四月午後，急救加護區自動門一開，護理師急三步併作兩步將一張床推進來。床上躺著一個老先生，我跟主治醫師王醫師連忙跑過去。

「七十八歲張ＸＸ，今天中午在家裡被人發現倒在地上，意識不清。家人說病人有癌症。」護理師看了一眼剛剛跟救護車技術員交班的資訊，跟我們說。

我看著張爺爺，身上穿著一般阿伯會穿的白汗衫、棉質長褲，沒有穿鞋子。他非常瘦，全身冒著冷汗。最引人注目的應該就是他的胸廓，隨著他急促的呼吸不停上下起伏。他的眼睛始終閉著。

把病人移到床位、打點滴、量血壓、抽血、接心電圖、給予氧氣面罩，幾分鐘內就全部搞定，我由衷佩服急診護理人員的效率和能力。不久，連X光也照完了。

王醫師不停地點著電腦，查看張爺爺的抽血數據與X光。「肺炎，兩邊都有。再看他的發炎指數，感染很嚴重。血壓也不高，再不處理，可能就要休克了。」他動動滑鼠，點出病人過去的病歷紀錄。「直腸癌合併肺部轉移……唉！這不好處理！」他看了我一眼，我皺了皺眉。

♣

急診的自動門又打開，我和王醫師走了出去。「哪一位是張ＸＸ的家屬？」他才說完，有五個人迎向前來。

「醫師，我爸怎麼了？」說話的是一個約莫五十歲的中年男性，應該是他兒子。主治醫師先了解在場有哪些家屬，發現張爺爺有五個兒女，現場來了三個。剛剛說話的是二兒子。之後，他把剛剛的檢查結果和診斷簡要對所有的家屬說了一遍，只見每個人的臉上都是擔心的神色。說到最後，王醫師說：

「爸爸的狀況不太好，感覺再喘一喘就要喘不過來了，一般的狀況下可能要插管，給抗生素甚至是升壓劑，可是張先生又同時是癌症病人……你們有想過要不要插管急救這件事嗎？」

這句話說完，急診室彷彿靜止了三秒鐘。只見張爺爺的兒女我看你你看我，都不出聲。

小女兒已經掉下淚來，說：「之前醫師不是說還有一年多的時間嗎……怎麼可能那麼快……醫師，拜託你救救他！」說完，他的頭靠在她先生肩膀上，泣不成聲。

二哥卻有不同的意見：「小妹，爸本來就是癌症末期，我覺得……再插管，也只是多痛苦而已……」說完，二嫂同聲附和：「對啦！我媽他走的時候也是這樣，什麼插管洗腎樣樣都來，拖了三個月才走，辛苦啦！」

小弟聽到這裡，瞪了二嫂一眼，說：「可是難道我們什麼都不做嗎？就這樣放棄嗎？這樣爸如果真的走了，誰負責？」

大家你一言我一語。就好像在連續劇才看得到的台詞，如今在我的眼前真實上演。

王醫師不禁插話：「大家之前有跟張先生討論過這個問題嗎？」他的家人又是一陣尷尬的沉默。二哥說：「之前知道爸爸癌症，所有人都盡心盡力陪他治療，沒有人想過，這一天會來得這麼快……」

「連媽媽也不知道嗎？」王醫師再問，大家還是搖搖頭。

沒多久，二哥講完一通電話，跟大家說：「大哥說他一定要跟媽媽從台北下來再決定。」說完，他轉向我跟王醫師：「醫師，抱歉，我們必須要等到媽媽和大哥來，才能決定。」

王醫師臉上顯得非常為難：「可是……這段時間如果有什麼變化，怎麼處理？」

二哥看了大家一眼，沉默了一陣子才說：「那只好先急救了！」

♣

我們等了一個小時，還是等不到張爺爺的太太和兒子。這時，張爺爺的身體等不及了，他愈來愈喘，整個脖子和身體都隨著呼吸而震動得好厲害。

急救加護區的門打開，王醫師再度走出去，跟家屬說：「我們必須先幫張爺爺插管，可以嗎？」二哥點點頭，又低下頭。小女兒已經不見了。

於是，給了鎮定劑之後，王醫師站到張爺爺的後方，拿起喉頭鏡，用手把嘴巴撐開，喉頭鏡放進去往上一頂，就把氣管內管插了進去。很快的，用膠帶把管子固定在張爺爺的嘴巴旁邊，接上了呼吸器。

正準備要聯絡加護病房，將張爺爺轉上去繼續照顧的時候，急救加護區的門又打開了。一個滿頭白髮，穿著體面的奶奶緩步走了進來，走到張爺爺的床旁邊，眼睛看著他嘴巴的管子，坐下來，輕輕握住張爺爺的手。應該是他太太來了。

從我所站的角度，看不太清楚奶奶的臉，於是跟王醫師一起走近一點，才發現奶奶臉上都是淚水。王醫師說：「奶奶，張先生因為呼吸衰竭，所以我們幫他插了管子，等一會兒會送到加護病房。」奶奶沒有說話。這時候，不知道是哪來的勇氣，我說話了：「奶奶，因為張先生之前沒有做預立醫療決定，兒女們也不太清楚他的想法，所以我們必須依照著一般的急救流程來做。」

奶奶還是握著張爺爺的手，慢慢轉過頭來，跟我說：「其實他跟我說過了，如果出了什麼狀況，他不要插管。」

「啊！」我跟王醫師幾乎同時啊了一聲。王醫師連忙問：「奶奶，那剛剛在電話裡，怎麼沒有跟兒子說呢？」

我跟奶奶的距離很近，可以看出她全身都在發抖。奶奶說：「我怕啊！如果我說不插管，我可能就見不到他了啊！」說完，奶奶頭整個埋進張爺爺的身體裡，身體顫抖得更厲害了……他的兒女們面面相覷，似乎都不知道，爸爸其實已經做了決定……

我站在病床旁邊，看著奶奶和爺爺交握的雙手。

☘

之後，在送到加護病房的第三天清晨，爺爺走了。

每當急救加護區的自動門開開關關的時候，我總是會想起張爺爺，還有他的太太和家人，想起他們在急診室的爭執與淚水。

我常常想，生命最後的三天，被插了管子，這是爺爺希望的走法嗎？

柯文哲醫師曾經在二〇一三年的TEDxTaipei年會上說過這樣一句話：「人生的結局只有兩種，一種有插管，一種沒有插管。」

我想要在他的話後面加一句：「差別只是在於，我們是到了最後的時候讓家人為難，還是提前做決定，並且告訴所有的家人。」

你會怎麼選擇呢？

有一天走到了生命的盡頭，會想繼續接受維持生命的治療嗎？——你的決定

看完了張爺爺的故事，我想問問大家，如果你是張爺爺，你會想接受什麼樣的治療呢？如果你是張爺爺的家人，又會怎麼做？

什麼是「維持生命治療」？看看《病人自主權利法》怎麼說

《病人自主權利法》第三條明訂：「**維持生命治療：指心肺復甦術、機械式維生系統、血液製品、為特定疾病而設之專門治療、重度感染時所給予之抗生素等任何有可能延長病人生命之必要醫療措施。**」

心肺復甦術指的是大家都能理解的，在心跳停止的時候採取的一連串步驟，希望維持身體中血液灌流（特別是腦部灌流）。包含壓胸、人工呼吸、甚至使用體外去顫器（俗稱電擊），都是心肺復甦術的一環。我一直覺得，這一套流程可能是醫療最進步的發明之一，因為它的推廣，成功救活的病人不知有多少。只

是，所有的醫療措施必然伴隨著副作用。壓胸的時候，必須要用力壓，快快壓，因此病人的肋骨很可能會斷，造成極大的疼痛；電擊的時候，因為電流通過身體，所以胸前導極的部位會有焦黑的痕跡，好像被燒傷一樣。其實，如果病人可以救活，恢復到很好的生活品質，相信每一個人都願意承擔這樣的副作用，但如果是一個長期臥床，早已無法言語、無法自理生活的老人家，即使活過來，也是回到品質不理想的生活，他願意承擔這樣的痛苦嗎？

機械式維生系統指的像是呼吸器、葉克膜等。呼吸器有個比較大的問題，在於長期使用的病人很可能無法脫離呼吸器，於是必須整天和機器為伍，聽著機器運轉的聲音。另一個問題，就是身上不免會有管路，像是氣管內管或氣切，只要有管路，對病人來說就不太舒服，同時也增加了感染的風險。而葉克膜更是無法長期使用。

血液製品一般指的就是輸血。你可能會覺得奇怪：輸血還好吧！這也要拿出來討論？的確，在嚴重貧血或是急性出血的病人上，輸血可以維持病人的生命，確保足夠的血液循環。但是，對於一個生命末期，或是長期臥床缺乏活動的病人來說，過多的液體進入到身體，若是無法好好排除，很有可能變成一種負擔。於是，我們很有可能看到病人的身體開始浮腫，手腫、腳腫、陰部腫脹，甚至腹水、肋膜積水都有可能會出現。

抗生素，也是醫學的偉大發明之一，不知拯救過多少人的生命。體內出現細菌感染時，抗生素可以清除細菌，讓體內免疫力更有效地發揮作用。但是抗生素還是有極限，比方說，它可以治療感染，卻無法治療處在感染背後的問題，例如原有的失智症、失能狀態、免疫力低下等等，意思是，這一次度過了，很有可能還會有下一次。

《病人自主權利法》的「維持生命治療」，和《安寧緩和醫療條例》裡「維生醫療」的差異

「維持生命治療」和「維生醫療」，兩個名詞看似相同，內涵卻大大不同。

《安寧緩和醫療條例》第三條是這麼說的：**「維生醫療：指用以維持末期病人生命徵象，但無治癒效果，而只能延長其瀕死過程的醫療措施。」**意思是，維生醫療是無效的醫療，在末期的狀態，它無法喚回生命，只能延長死亡。

我們再看一次《病人自主權利法》第三條：**「維持生命治療：指心肺復甦術、機械式維生系統、血液製品、為特定疾病而設之專門治療、重度感染時所給予之抗生素等任何有可能延長病人生命之必要醫療措施。」**看出來了嗎？維持生命治療是「有可能延長病人生命之必要醫療措施」，它是有效果的，藉由這些醫療，病人的生命得以延長，而非只是單純延長死亡。

也許你會問，既然它是有效的，為什麼我們還要選擇拒絕它呢？

☘

生命的列車，你希望在哪一站下車？

很多電影中，都將火車和月台做為一種對生命的隱喻，例如《哈利波特》、《駭客任務》，以及我非常喜歡的《神隱少女》。

假設生命是一輛古董列車，不是高鐵這一種，而是以前那種需要燒煤的火車，而你是這輛列車唯一的乘客。火車在軌道上運行了七八十年，看過了許多風景，終於引擎累了，車身很多零件也一一壞掉了，跑的時候變得很費力，甚至會冒出濃煙和臭味，乘車的品質愈來愈差。終於，它跑不動了，到了最後一站的月台，要讓乘客下車。這時，乘客身上還有幾塊煤炭，如果丟進火爐裡，也許可以再讓列車多跑一站。

只是，再多的煤炭，無法改變引擎老舊、系統崩壞，也不會讓乘車品質變得更好。

「維持生命治療」就是乘客手上的煤炭。如果列車剛出廠，遇到一些小問題，修復之後，添加新的煤炭，車子還是跑得又順又好。但如果車子的狀況已經無法回復，再多的煤炭也不會讓車子重回光輝歲月，只是讓不好的品質繼續延續。

如果有一天，你的生命品質變得很差，臥床、失智、重度昏迷、植物人……無法自理生活，無法和家人溝通的時候，手上的煤炭，還要繼續加嗎？又或者，剛好火車到站了，就自在地下車呢？

你會怎麼做？

第4題（複選題）

在生命的盡頭，我們希望保有自己決定接受什麼樣醫療措施的選擇。只是，什麼樣的狀況，你才會覺得自己已經到了生命的盡頭呢？

選項

A. 年紀很大。

B. 末期病人，例如癌症末期，或腎臟病末期。

C. 不可逆轉的昏迷／植物人。

D. 重度失智症。

E. 失去照顧自己的能力，拖累家人。

F. 得到了極度痛苦、無法治癒，且沒有其他治療選擇的疾病。

G. 沒想過，到時候再決定就好了吧……

H. 其他（請說明）

選項分析與說明

A. 年紀很大

根據內政部在二〇一七年九月公布的「一〇五年簡易生命表」，國人的平均餘命為八十歲，其中男性七十六點八歲、女性八十三點四歲。換言之，如果歲數超過八十歲，就已經超過台灣人的平均餘命了。長期來看，國人平均餘命依然呈現上升趨勢，從民國九十五年的七十七點九歲增至一〇八年的八十歲。可以這麼說，我們愈活愈長，但是，究竟要活到什麼時候，才會覺得「夠了」，可以了呢？

B. 末期病人，例如癌症末期，或腎臟病末期

根據《安寧緩和醫療條例》，末期病人的定義指的是罹患嚴重傷病，經醫師診斷認為不可治癒，且有醫學上之證據，近期內病程進行至死亡已不可避免者。也就是說，假如醫師判斷疾病已經無法治療，並且距離死亡不遠，就屬於末期病

人，並沒有一個統一的依據。在歐美國家，部分醫師會用「一年」來判斷。意思是說，若醫師覺得某位病人在一年內死亡也不會太意外的時候，這時病人就屬於「末期病人」了。

所以說，末期也並不是只有癌症才有，而是所有的疾病（甚至有的人沒有疾病）都有末期。比方說腦部疾病末期、腎臟疾病末期、心臟疾病末期等等。在《安寧緩和醫療條例》中，末期病人需要兩位專科醫師的判定。

C. 不可逆轉的昏迷／植物人

指的都是腦全部或部分失去功能，失去意識，或無法與外界溝通。常見的場景，昏迷或成為植物人的病人，都必須要完全倚賴他人協助照料日常生活，包含進食／洗澡／大小便／穿衣／移位等等，大部分必須全日臥床。對於家人或照顧者而言是很沉重的負擔。話雖如此，在現實生活中也有極少數成為植物人的病人在多年後清醒的案例。只是機會無法預測，而且需要照顧的時間可能很長。

D. 重度失智症

一般大眾對於失智症的認知就是會忘記事情，比方說忘記過去的記憶，忘記認識的人，忘記早餐吃什麼。但實際上，失智症除了記憶力受損之外，「執行功能」也會受損。起初，是比較複雜的功能受損，例如本來明明很會做菜，生病後卻無法做出一道蕃茄炒蛋；本來很會打理家裡，生病後卻把家裡弄得一團亂。隨著疾病進展，漸漸地如漣漪般，很簡單的事情都不會做了，例如：打電話／如廁／洗澡／吃飯等等。到了重度失智症，許多病人只能終日躺在床上，靠著鼻胃管進食，大小便失禁，無法說話或表達，最後死亡。這樣的生活可能會持續好幾年。

E. 失去照顧自己的能力，拖累家人

日常生活功能的評估可分為三層次：

1. 基本日常生活活動功能（activity of daily living，ADL，簡稱基本活動）

2. 工具性日常生活活動功能（instrumental activity of daily living，IADL，簡稱工具性活動）
3. 進階性日常生活活動功能（advanced activity of daily living，AADL，簡稱進階活動）

基本活動代表個人為維持基本生活所需的自我照顧能力，如吃飯、移位、穿衣、上廁所、沐浴等。工具性活動代表個人為獨立生活於家中所需具備的能力，如購物、準備食物、服藥、處理財務、乘坐交通工具、打電話、洗衣、做家事等。而進階活動代表的是個人完成社會、社區和家庭角色及參與娛樂、運動、休閒，或職業事務的能力，如出外旅行、與朋友聚會、打高爾夫、擔任社團幹部等等。通常若是在基本、工具性，或進階活動中有任一項（或多項）無法自行完成，就會被認為是某部分失能。

前面提到，國人的平均餘命是八十歲。只是，八十年的生命並非完全都是健康的！過去曾有學者做過另一份統計：台灣人死亡之前的失能時間平均是七年。

也就是說，每個國人平均有七年時間無法具備日常生活所需的能力，需要靠照顧者協助。失能的程度愈高，照顧者背負的壓力也就愈大。

F. 得到極度痛苦、無法治癒，且沒有其他治療選擇的疾病

世界上的疾病非常多，很多甚至是罕見疾病。在臨床的領域，我們偶爾會看到某些疾病帶給病人極度的痛苦，而且這一類疾病沒有辦法治好，病人也沒有其他的選擇。如果你得到這種疾病，你會有什麼感覺？

G. 沒想過，到時候再決定就好了吧……

我們常常覺得，到了某個時刻就不要再做些什麼侵入性治療，通常是因為那個時候已經沒有生活品質，或是沒有生命尊嚴，或甚至沒有生存意義了。但其實每個人對於「品質」、「尊嚴」和「意義」會有不一樣的想法！所以，界定何時是屬於自己的「生命盡頭」是非常重要的一件事。另一方面，如果自己沒有先想好，到時候有一天年紀大了無法表達了，可能就是家人幫你決定，你的生命的盡頭是何時！

H. 其他（請說明）

還有很多其他的可能性，例如說，成為億萬富翁之後，環遊世界之後，完成自己的夢想之後。歡迎自由發揮。

什麼樣的情況出現，會讓你覺得生命已走到了盡頭？——他的故事

前兩天去參加家庭醫學會，在簽到處遇見大學同學小葛，非常驚喜。多年不見，小葛依然和十年前畢業時沒什麼兩樣，不同的是，他現在已經是診所的院長了。

會議結束後相約到對面咖啡聽聊聊，小葛跟我說了一個他阿公的故事……

☘

阿公八十四歲，跟小他五歲的阿嬤，以及一個三年前聘請的外籍看護美雅，住在埔里。

阿公是讀書人，教育程度不低，所以從小開始，小葛的爸爸和他的兩個妹妹就被盯著要好好讀書。這樣的教育收到了成果，小葛的爸爸成了法官，小葛的姑姑們都到美國唸書，就在那邊結婚定居。

也許是年輕時吃了很多苦，阿公個性剛直，也非常有自己的想法。小葛小學的時候，阿公總是會跟他一起看電視，每每看到主角生病的劇情，阿公就會跟小葛說：「小葛，阿公跟你說，除了要好好讀書之外，身體是最重要的，沒有好的身體，什麼都沒用。像你阿公年紀大了，身體也不中用了，慢慢就要沒用了啊……」

這時候，在廚房炒菜的小葛媽總是會探出頭來喊一句：「爸！怎麼又講這個啦！你還很健康啦！」說完繼續回去炒菜，廚房裡傳來油炸的嘶嘶聲。

阿公彷彿沒聽見，繼續說：「小葛，你看隔壁的張婆婆，才六十多歲就跟植物人沒什麼兩樣，整天躺在床上，吃飯大小便都要她女兒來幫忙，可憐喔！女兒年紀輕輕就被綁在家哩，哪都不能去，自己痛苦又拖累家人。小葛啊，你以後千萬不要讓阿公變成這樣，知道嗎？」

小葛還小，不知該怎麼回答，只能說：「阿公，我知道了。」

阿公笑著摸摸小葛的頭，「乖喔！」

小葛媽又是一聲大喊：「爸！不要跟小孩子說這個啦！」

阿公看著小葛，用食指在嘴邊比了一個「噓」的手勢，祖孫都笑了。

♣

時光飛逝，小葛成為了診所的院長，阿公也老了。

阿公在七十歲的時候，被醫師診斷失智症。十多年的光陰，病情每況愈下。從剛開始只是偶爾忘記事情，到後來慢慢連簡單的家務事都不會做，再來開始出現尿失禁、大便失禁，慢慢地連話也不會講了。八十歲之後，一天幾乎都躺在床上。

小葛爸幫阿公請了一個外籍看護美雅。美雅很認真，把阿公照顧得很好。只是，該來的，還是會來。

阿公除了失智之外，還有心律不整的問題，心臟功能愈來愈差。二〇一七年秋天，一天夜裡，八十四歲阿公的呼吸突然急促起來，而且愈來愈喘。美雅急了，趕緊把電話叫老闆——小葛爸過來，阿公馬上被送進大醫院急診室。

急診室醫師很年輕，大約三十多歲，看了看X光片，又看了看心電圖和心臟超音波，皺著眉頭對著小葛爸說：「是心臟衰竭引起的急性肺水腫。」他停一下，轉頭對小葛媽說：「這個不插管會呼吸衰竭，但是看老先生的狀況……本身就失智末期，心臟也不好，插了管子之後我不敢保證拔得掉。」

醫師停下來看著大家，每個人面面相覷，都不說話。這種事，大家都沒有遇過，當然也沒有討論過。

小葛爸問醫師：「那如果管子拔不掉……會……會怎麼樣？」

醫師看了看手錶，說：「拔不掉，通常會做氣切，要長期倚賴呼吸器。」

聽到氣切，大家都嚇傻了。

小葛爸心裡面很亂。他望望床上的父親，不知該如何是好。「總不能不插管吧，不插管，那不是沒救了？」他心裡想。但他又想起，父親頭腦還清楚的時候再三交代過，不要把他變成植物人。「如果管子拔不掉又做氣切，那不是跟植物人沒什麼兩樣嗎？這不是爸最不希望的嗎？」許多思緒一下子湧上心頭，他做不了決定。

「決定好了嗎？要救嗎？」醫師有點不耐煩了，繼續追問。

「我……」小葛爸看看太太，看看小葛，又看看醫師，想說出口的話就吞了下去。

「要不要救？要救的話我們馬上就要插管了！」醫師的口氣轉趨急促。

「好……那就拜託醫師了……」小葛爸的聲音變得很小聲。

醫師馬上轉身走到阿公床邊，大聲喊著：「給我喉頭鏡、管子，快！」簾子「唰」一聲拉上了。

加護病房外，小葛爸雙手摀住臉，坐倒在椅子上。醫師說，這幾天是關鍵期。只是，阿公插了管子，從急診被轉送到加護病房的時候，那個模樣，小葛爸始終忘不掉。

一根很粗的管子插在嘴裡，看來怵目驚心。因為打了藥，所以阿公進入鎮靜狀態，無法回應，更不會張開眼睛。

阿公在加護病房治療那幾天，小葛爸天天晚上做惡夢，夢裡，他看到阿公很生氣地罵他：「為什麼要讓我變成我最不喜歡的樣子！」然後滿頭大汗驚醒。

小葛爸不停反覆地問小葛媽：「我是不是做錯了？這是不是爸最不想要的生命狀態？」小葛媽只能安慰他說：「唉！別想那麼多了。」

這樣的狀態持續了三天，幸好，阿公的情況不斷改善，通過了拔管測試，管子拔掉了，但還是要繼續觀察。

加護病房的醫師又說：「狀況有好轉，但是以阿公的年紀，我們很擔心病情隨時有變化。如果又出現狀況，我們還是照之前的方式插管治療嗎？」

小葛爸這次回答很快：「不要了，謝謝醫師。這不是爸想要的樣子。」

小葛爸簽下了「不施行心肺復甦術同意書」。

☘

小葛說到這裡，聲音變得有點哽咽。他說：「一週後，阿公病情又有變化，醫師跟爸確認後，找來了安寧團隊協助。最後，阿公很安詳地在家人陪伴之下，走了。」

我拍拍他的肩，「你一定很難過。」

「其實後來想想，這樣也好。失智症，整天躺在床上，麻煩別人，阿公最不喜歡這種生活。如果又多了管子或氣切，他一定會把我們罵死。也許這是最好的結局。」小葛拿面紙擦了擦眼角。

「阿公一定以你為榮。敬阿公的智慧！」說完，我們把水杯舉起，玻璃輕敲的聲音，清脆而響亮。

☘

到底什麼樣的生命狀態，我們才會認為生命走到了盡頭？阿公的答案很明確，那你呢？你有沒有思考過這個問題，把它寫下來，並且把你的想法告訴別人？

《病人自主權利法》給了我們一個機會。

《病人自主權利法》中「特定臨床條件」最常問的三個問題

關於《病人自主權利法》中提到的「特定臨床條件」，可說是非常重要的重點之一。根據我在社區演講宣導的經驗，一般人面對特定臨床條件，最常問的問題有三個：

1. 特定臨床條件有哪些？分別是什麼意思？
2. 要怎麼知道我已經達到了這些特定臨床條件？
3. 病人疑似達到特定臨床條件，該怎麼做？

這邊就來解答大家最常見的問題！

特定臨床條件有哪些？分別是什麼意思？

根據《病人自主權利法》第十四條，**「病人符合下列臨床條件之一，且有預**

立醫療決定者，醫療機構或醫師得依其預立醫療決定終止、撤除或不施行維持生命治療或人工營養及流體餵養之全部或一部。」

這五種臨床條件分別是：

一、末期病人。

二、處於不可逆轉之昏迷狀況。

三、永久植物人狀態。

四、極重度失智。

五、其他經中央主管機關公告之病人疾病狀況或痛苦難以忍受、疾病無法治癒且依當時醫療水準無其他合適解決方法之情形。

又，根據《病人自主權利法施行細則草案》（本書出版時尚未定案），前四種特定臨床條件的定義分別是：

1. 末期病人：指罹患嚴重傷病，經醫師診斷認為不可治癒，且有醫學上之證據，近期內病程進行至死亡已不可避免者。

2. 不可逆轉之昏迷：指因腦部病變，經檢查顯示符合下列情形之一之持續性重度昏迷：

一、因外傷所致，經診察其意識超過六個月仍無恢復跡象。

二、非因外傷所致，經診察其意識超過三個月仍無恢復跡象。

3. 永久植物人狀態：因腦部病變，經檢查顯示符合下列情形之一之植物人狀態：

一、外傷因素所致，超過六個月仍無顯著恢復跡象。

二、非外傷因素所致，超過三個月仍無顯著恢復跡象。

4. 極重度失智：確診失智程度嚴重，持續有意識障礙，導致無法生活自理、學習或工作，並符合下列情形之一者：

一、臨床失智評估量表（Clinical Dementia Rating）達三分以上。

二、功能性評估量表（Functional Assessment Staging Test）達七分以上。

可以看出，這些特定臨床條件除了末期病人的判定沿用過去《安寧緩和醫療條例》的規範之外，其他的臨床條件都有一個「時間」的限定。好比說，成了「昏迷」的狀態，並不是立刻就可以拒絕維持生命治療，以及人工營養及流體餵養，而是會依據是否由外傷所導致，觀察三至六個月後才能確定。植物人狀態也是如此。

我有一次在演講場合，一個七十多歲戴著棒球帽老先生在我演講完，舉手站起來義憤填膺地說：「我跟我的兒子說過了，如果有一天我變成植物人，我絕對要他馬上給我拔管，馬上！多等一天都不行！太痛苦了！」於是，我只好堆起笑容，跟他解釋，根據《病人自主權利法》，如果變成植物人，還需要接受至少三到六個月的觀察，才能行使拒絕醫療的權利。

要怎麼知道我已經達到了這些特定臨床條件？

根據《病人自主權利法》第十四條第二項，**「前項各款應由兩位具相關專科醫師資格之醫師確診，並經緩和醫療團隊至少兩次照會確認。」**

所以，特定臨床條件的確診非常嚴謹，需要兩位「相關」專科醫師確診（其他無關專科醫師不可以），並需要經過兩次緩和醫療團隊照會確認，才可以說這個病人已經達到了特定臨床條件。

很多人會問，兩位專科醫師確診已經足夠，為什麼還需要兩次的安寧團隊會診呢？在《病人自主權利法施行細則草案》也有說明：「緩和醫療團隊至少二次照會確認之目的，係指在相關專科醫師確診過程中輔助其有關病人生理、心理及靈性痛苦之評估，並判斷確診後啟動緩和醫療照護之時機與方式。」

這邊的內容其實是搭配本法第十六條，關於緩和醫療在《病人自主權利法》內的角色與定位：**「醫療機構或醫師終止、撤除或不施行維持生命治療或人工營養及流體餵養時，應提供病人緩和醫療及其他適當處置。」**

也就是說，絕對不是在意願人到達臨床條件之後，醫療就什麼都不做了！相反的，為了維護病人生活品質，醫療人員應該還是要提供病人緩和醫療及其他適當處置，包含身、心、靈的評估與介入。

病人疑似達到特定臨床條件，該怎麼做？

現今在急診室常見的場景，就是年老多病的人突然倒下了，被家屬送到急診室。急診室醫師一診察，發現病人已經病入膏肓，一問家屬，才知道根本沒有討論過生命末期的事情。時間緊迫，病況危急，「要不要救！你們要決定！」急診室醫師焦急地說，但家屬你看我，我看你，沒有人能給出答案，更沒有敢給出「不救」的答案。於是只好救了。

病人受苦，家屬心裡苦，急診醫師要在短時間面對壓力大的醫療決策，更是苦。

《病人自主權利法》就是希望解決這些困境。

仔細看看特定臨床條件，像是「末期病人」、「不可逆轉昏迷」、「極重度失智」、「植物人」這些診斷，都不是一朝一夕形成的，病人不太可能在一夕之間就成了「末期病人」，前面一定有很多治療的過程，有很多醫病之間的對話，更有許多家屬之間的討論。

也就是說，特定臨床條件的確認應該很早就做好了，不是等某一天到了急診室，才急急忙忙地問說：「我是不是到了臨床條件了？」

所以，無論是病人、家人、醫療委任代理人，甚至是了解病人的家庭醫師，當大家都知道病人之前有做「預立醫療決定」的時候，就應該要時時提醒自己：「現在出現這個狀況，是不是已經到了他之前決定的特定臨床條件了？」如果有懷疑，就應該到門診給相關專科醫師判斷，進一步給緩和醫療團隊確認。

當這些流程都走完了，往後如果還需要接受醫療，病人或家屬就可以跟醫師說明：「這個病人有做預立醫療決定，並且已經經過兩位專科醫師確診和兩次緩和醫療團隊的確認，請醫師依據他的預立醫療決定治療病人……」

只有如此，才不至於在很緊急的狀態下，做出違反病人意願的決定。

只有如此，才能讓病人平安，家屬放心，急重症醫師安心執業。

還是回到那句老話：「善終，是自己的責任，需要預做準備。」

第5題（複選題）

到了生命的盡頭，我們希望保有自己決定接受什麼樣醫療措施的選擇權。如果你心中慢慢有了一些想法成形，知道自己想要什麼，不想要什麼，這時你會怎麼做？

選項

A. 跟親近的家人或好友說。

B. 跟醫師說。

C. 跟醫療委任代理人說。

D. 寫在日記，存放在日記本或電腦裡。

E. 到醫院索取「預立安寧緩和暨維生醫療意願書」，簽署並註記在健保IC卡上。

F. 不告訴任何人，也不寫下來，放在自己的心裡，再想想。

G. 沒想過，到時候再決定就好了吧……

H. 其他（請說明）

選項分析與說明

A. 跟親近的家人或好友說

通常是最常見的選擇之一，但有些人也可能認為這樣做沒有用。事實上，與家人和朋友分享自己對於生命末期的一些想法有下列三個好處：一、讓他們了解你真正的想法與心願，當最後一刻來臨時，他們會有比較大的可能性尊重你的想法；二、他們不一定會全盤接受你的想法，這開啟了一個溝通的機會，讓彼此了解雙方的感受；三、藉由「說出」與「討論」，澄清並釐清原本自己比較隱晦或模糊的思考。

B. 跟醫師說

跟自己的家庭醫師或是熟悉的醫護人員告知自己的想法，主要目的是在於幫助自己釐清醫療相關的細節，例如「插管」：什麼是插管？什麼時候需要插管？要插多久？插管可以對我有什麼好處？不插管又會有哪些壞處？不插管還有哪些醫療措施可以幫助我克服不舒服的症狀等等。同樣的，這些問題也可以用在「電擊」、「呼吸器」、「洗腎」等狀況。對各種醫療措施的了解愈多，我們才能夠做對自己更好的決定。

C. 跟醫療委任代理人說

什麼是「醫療委任代理人」？醫療委任代理人是指我們找一位自己所信任，且確定能夠了解、不致違反自己意願的親友，讓他可以在未來面對關於我的醫療抉擇時，協助簽署意願書或做其他抉擇。也就是說，當我有一天意識不清或無法表達意願的時候，只要是跟醫療抉擇相關的問題，他說的就等於是我說的！所以，把自己對於生命末期的想法明明白白告訴他，當然是無比重要。

D. 寫在日記，存放在日記本或電腦裡

寫在日記，或是在電腦上做筆記也是一個很不錯的方式。因為在目前的《安寧緩和醫療條例》中，當病人意識昏迷或無法清楚表達意願時，不施行心肺復甦

術或維生醫療是由最近的親屬簽署同意書來決定。但是「同意書或醫囑均不得與末期病人於意識昏迷或無法清楚表達意願前明示之意思表示相反」。所以，寫日記是明示，寫筆記也是明示，有機會就多寫，多表達。不過，最好的方式還是親身與家人討論，比較直接。

E. 到醫院索取「預立安寧緩和暨維生醫療意願書」，簽署並註記在健保IC卡上。

這是目前最推薦的方式，步驟如下：一、至各大醫院服務台，說明你要索取「預立安寧緩和醫療暨維生醫療抉擇意願書」；二、拿回家和家人溝通好，填寫資料並簽名，並找兩位見證人簽名；三、正本可交給原索取醫院，或是寄回衛生福利部安寧緩和醫療及器官捐贈意願資料處理小組（地址：一〇〇五〇台北市中正區杭州南路一段十五之一號十一樓），為健保IC卡註記。

這樣做也有三個好處：一、簽署一個正式具法律效力的文件，是保障自己權益最好的方式之一，讓自己的「預立醫療決定」擁有了合法的基礎；二、見證人如果是自己的家人，便是藉由簽署這類文件找到與家人溝通的管道和出口；三、註記健保IC卡，隨身都可以攜帶自己的預立醫療決定，以免意外突然發生的時候還要找紙本。從二〇一九年起，可以經由預立醫療照護諮商完成「預立醫療決定」。

F. 不告訴任何人，也不寫下來，放在自己的心裡，再想想

這其實是最不推薦的方式，因為除了你自己，沒有人懂得你在生命的盡頭想要什麼。醫師不知道，所以他無法依照你的需求為你做醫療上的建議；家人不知道，所以他們在緊急的時刻，不知道該如何做決定，甚至有可能做出有違你意願的決定；醫療委任代理人不知道，他又要如何代理你簽署文件呢？甚至是，如果有人想透過日記或社群媒體探索你的意願，都無法找到。

G. 沒想過，到時候再決定就好了吧……

通常，「到時候」有很大的可能是別人幫你決定。

H.其他（請說明）

還有很多其他的可能，例如，公開在臉書上讓大家都知道，像是瓊瑤女士在臉書公開他的預立醫療決定，引發許多迴響和討論，也是一種方式。歡迎自由發揮。

在生命的盡頭，我們有事先做出醫療決定嗎？——他的故事

又是一樣的場景：約四坪大小的會談室，我坐在扶手椅上，左手邊坐的是我們團隊的安寧共照護理師，右手邊的沙發上坐著一位頭髮略顯蒼白、眼神憂傷的馬太太，她旁邊坐著她的女兒，看來都三十多歲的年紀，眼睛瞪得大大地看著我。

「醫師，我想請問，要幫我先生拔管，要怎麼做？」馬太太望著我，聲音微微顫抖。

在我們討論的當下，馬太太的七十歲先生正躺在醫院呼吸照護病房的床上。所謂呼吸照護病房，就是讓必須長期依靠呼吸器、無法自主呼吸的病人居住的長期醫療機構。

我去看他的時候，他躺在病床上，嘴裡插管子，接著呼吸器。呼吸器打氣的時候，他身體微微動一下。我叫他的名字，他也沒有反應。身體很瘦，跟皮包骨一樣。

「請問，馬先生這次怎麼會插管呢？」雖然我看過病歷，還是要探詢家人對

於病人的病情知道多少。

馬太太回頭望了一眼女兒，慢慢回答：「兩個月前，我先生因為流感併發肺炎感染，那時都昏迷了，醫生說要插管，就插了。」她說著說著，頭漸漸低下來，聲音也變得小聲。

「這不是馬先生第一次插管，是嗎？」我繼續問。

「是，半年前也發生一次類似的情況。那個時候插管，住進加護病房接受抗生素治療，過一個禮拜就拔管了。我本來以為，這次可能也一樣，可是……醫生卻說管子拔不掉，問我們要不要氣切，我不想讓他這麼痛苦……」

類似的情形，幾乎每個月都會看到。於是我問了我心中最想問的問題：

「那，在這段時間或是之前先生健康狀況比較好的時候，有沒有討論過，萬一遇到管子拔不掉的生命末期狀況，他想不想接受插管等等這些急救治療？或是，有沒有簽署過『預立安寧緩和暨維生醫療意願書』等文件呢？」

馬太太又回頭看了看女兒，對我搖搖頭，說：「我曾經想跟他提，但是卻不知道怎麼開口。我知道這個很重要，但是現在問他也來不及了，我……早知道我這次就不讓他插管了，我真的不想讓他那麼受苦。」婦人掩面啜泣起來，氣氛一陣凝結，我緩緩遞過去一張面紙。

就這樣幾分鐘的時間，除了她的哭聲，整個空間沒有人說話。

過了不知多久，看著她漸漸平復了，我繼續說：

「這不是個容易的決定，特別是前一次的插管治療這麼成功，如果是我的家人遇到同樣的情況，我可能也會做跟你們一樣的選擇。雖然很可惜，馬先生現在無法跟我們溝通了，但我想知道，以你們對他的了解，以他的個性，他會想要插管嗎？」

馬太太眨著紅通通的眼睛，很堅決地說：「他一定不會想要的！他這個人最怕痛，又最怕麻煩到別人，他一定不會希望，自己要用這樣的姿態過日子。」

我望向女兒說，妳也這麼覺得嗎？她點點頭。

「我明白了，接下來我們護理師會請太太簽一份撤除維生醫療的同意書，我們再慢慢說明接下來的步驟。」他們異口同聲說好。

離開前，我望了望整個呼吸照護病房，數十位病人並排躺在那邊，身旁的機器不約而同地發出低鳴。

☘

馬先生拔管之後，我們將他轉到安寧病房繼續給予緩和治療。一週後，他在家人的陪伴下安然逝世。

沒有做預立醫療決定，會帶來三大問題：

一、全家痛苦：在病人意識喪失無法表達之後，後續的侵入性治療如果不是病人想要的，那病人就必須承受治療所帶來的不適和副作用。相對的，如果事先沒有討論，家人不了解病人的想法，在危急時刻往往難以放手，只好硬著頭皮讓病人接受侵入性治療。時間久了，每天看著病人痛苦又不忍心，但是要撤除已經給予的治療（如插管），必須要面對很大的壓力。甚至家人（如兄弟姊妹）間可能有不一樣的看法，往往會以不愉快收場，破壞家人之間的和諧。

二、醫護痛苦：病人和家屬如果沒有事先討論往後一定會面臨到的死亡，等到真正要面對死亡和失落時，往往會有非常多負面或是不理性的情緒。這些情緒需要出口，於是很容易和當時陪伴在側的醫護人員產生不愉快、爭執，甚至醫療糾紛。這些都是可以避免的情境。

三、社會痛苦：健保每年有六千億資源投注於醫療，但根據《天下雜誌》於二〇一二年所做的調查，光是加護病房的病人所接受的無效醫療即超過三十億元！換言之，如果這些侵入性治療不是末期病人所想要的，那麼這些加護病房的床位、呼吸照護病房的床位，是不是可以給更需要的病人使用？拒絕無效醫療，其實是讓我們每一個人，未來當有一天真正有需要時，可以更快接受到最合適的醫療處置。

《病人自主權利法》中「預立醫療決定」最常被問到的三個問題

把自己對生命盡頭的想法寫下來，成為一份正式的文件，在《病人自主權利法》的規範中，叫做「預立醫療決定」。

每次我去各機關學校演講，關於「預立醫療決定」最常被問到三個問題，分別是：

1. 什麼是「預立醫療決定」？

2. 誰可以做「預立醫療決定」？

3.「預立醫療決定」可以註記在健保卡上嗎？

這裡就來一次回答這三個最常見的問題！

《病人自主權利法》中的「預立醫療決定」

《病人自主權利法》針對「預立醫療決定」的定義非常明確：**指事先立下之書面意思表示，指明處於特定臨床條件時，希望接受或拒絕之維持生命治療、人工營養及流體餵養或其他與醫療照護、善終等相關意願之決定。**

這邊關於「預立醫療決定」有三個重點：

1. 書面，一定要寫下來，不可以只透過口說。
2. 指明特定臨床條件，所以相關的臨床條件必須事先決定，例如末期病人、極重度失智。
3. 希望接受或拒絕的治療：不一定只有拒絕才要寫「預立醫療決定」，希望接受哪些治療也可以寫。

也就是說，希望藉由事先擬定的「預立醫療決定」，達到保障病人自主權與善終權的目的。

那麼，誰可以寫？每個人都可以寫嗎？

誰可以寫「預立醫療決定」？

根據《病人自主權利法》第八條第一項：「**具完全行為能力之人，得為預立醫療決定，並得隨時以書面撤回或變更之。**」

那，什麼叫做完全行為能力之人呢？

我國民法以人的年齡為基礎，將行為能力分為三種，並就其所為的法律行為賦予不同的效力：

1. 完全行為能力
2. 限制行為能力
3. 無行為能力

而完全行為能力人又分兩類：

1. 滿二十歲的成年人

2. 未成年人已合法結婚者

所以，**只要是年滿二十歲，或是未成年但已合法結婚者**，就可以依據《病人自主權利法》完成「預立醫療決定」。

「預立醫療決定」是否一定要註記健保卡？

根據《病人自主權利法》第十二條：**「中央主管機關應將預立醫療決定註記於全民健康保險憑證。意願人之預立醫療決定，於全民健康保險憑證註記前，應先由醫療機構以掃描電子檔存記於中央主管機關之資料庫。」**

也就是說，只要完成「預立醫療決定」後，主管機關一定會將這份文件註記在健保卡上。如此一來，以後走到哪裡只要帶著健保卡就可以讀到自己的「預立醫療決定」了！

《病人自主權利法》和《安寧緩和醫療條例》關於「預立醫療決定」的不同之處

寫到這邊，很多朋友會問，現在的《安寧緩和醫療條例》不也很像是預立醫療決定？那跟以後《病人自主權利法》的有什麼不一樣？

細細思考，有三點最大的不同：**自己寫、多狀況、要溝通。**

1. 自己寫：《病人自主權利法》的「預立醫療決定」只有本人才可以寫

現今的《安寧緩和醫療條例》基本上有兩種最常見的文件：「預立安寧緩和醫療暨維生醫療抉擇意願書」和「不施行心肺復甦術同意書」。這兩份文件的名字有點繞口，大家只要記得一點，就是「意願書」是自己或醫療委任代理人簽署的，而「同意書」是在自己意識昏迷或無法表達意願的狀況下，由最近親屬簽署的。

我們在醫院常常看到這樣的畫面：病人昏迷不醒了，醫師跟家屬搖搖頭，家屬就說：「不要再給他痛苦了，讓他好好走吧！」這時家屬簽署的，就是同意書。

這裡跟《病人自主權利法》有很大的不同：《病人自主權利法》的預立醫療決定只可以自己寫。例如，我覺得植物人實在太辛苦，所以在我健康的時候，就簽署了預立醫療決定，載明如果有一天我變成植物人，我不想接受急救措施或人工營養，這樣是可以的。但是，如果我沒有做預立醫療決定，而有一天不小心變成植物人，這個時候我的家人跳出來說：「植物人太辛苦了，讓他好走吧！不要再給他人工營養了！」這種情況以《病人自主權利法》的規範而言是不可以的。

2.多狀況：《病人自主權利法》的「預立醫療決定」可以指明不同臨床狀況的醫療方式

現今的《安寧緩和醫療條例》只有在一種狀況下，病人可以拒絕心肺復甦術及維生醫療，那就是「末期病人」。而《病人自主權利法》裡，我們除了可以決定如果有一天變成「末期病人」是否要接受相關醫療措施之外，還增加了其他四種臨床狀況：「不可逆轉昏迷」、「極重度失智」、「永久植物人」、「其他政府公告之重症」。

3.要溝通：《病人自主權利法》的「預立醫療決定」一定要完成「預立醫療照護諮商」流程

現今的《安寧緩和醫療條例》所簽署的「預立安寧緩和醫療暨維生醫療抉擇意願書」，基本上自己寫一寫加上兩個見證人就可以生效了。但是，《病人自主權利法》改變最大的核心內容，就是在簽署預立醫療決定之前，必須要經過「預立醫療照護諮商」的流程。要怎麼做呢？我們下回分曉。

再整理一次，《病人自主權利法》的「預立醫療決定」和過去最大的不同點：

自己寫
多狀況
要溝通

希望大家都能在健康的時候完成自己的預立醫療決定！

第6題（複選題）

面對生命的盡頭，我們的心中有想法，甚至也採取了行動，完成了預立醫療決定。這個時候，你會把自己的預立醫療決定告訴其他人嗎？

選項

A. 只有預立醫療決定的見證人需要知道，這是自己的事，其他人不需要知道。

B. 告訴醫療委任代理人，因為我指定他在我意識不清楚時代理我做醫療決定。

C. 告訴最親近的家人，讓他們知道我的偏好和價值觀。

D. 告訴我的家庭醫師和主治醫師。

E. 在社群媒體，如臉書或微信，昭告天下。

H. 其他（請說明）

選項分析與說明

A.只有預立醫療決定的見證人需要知道，這是自己的事，其他人不需要知道。

無論是現今的《安寧緩和醫療條例》或是未來的《病人自主權利法》，簽署預立醫療決定都需要有見證人。如果有看過目前使用的「預立安寧緩和醫療暨維生醫療抉擇意願書」的朋友，就會知道在自己簽名的下方，有兩個見證人簽名的欄位。也就是說，自己的預立醫療決定，至少這個世界上會有兩個人知道（笑）。

依據《安寧緩和醫療條例》和《病人自主權利法》，見證人必須具完全行為能力，也就是說必須年滿二十歲或是有合法結婚者。所以不可以叫未成年的小朋友當作見證人喔！此外，見證人不得是實施安寧緩和醫療及執行意願人維生醫療抉擇之醫療機構所屬人員。舉例，如果我有一天病入膏肓，在台中榮總住院並簽署了意願書，台中榮總的醫護同仁就不可以做我的見證人。

B. 告訴醫療委任代理人，因為我指定他在我意識不清楚時代理我做醫療決定。

醫療委任代理人是指，找一位自己所信任，且確定能夠了解、不致違反自己意願的親友，讓他可以在未來面對關於我的醫療抉擇時，協助簽署意願書或做其他抉擇。所以，如果我有指定醫療委任代理人，自己又已經做好了這麼重要的預立醫療決定，把這樣的決定告訴他，應該是非常自然且必要的事。

依據《安寧緩和醫療條例》，意願人必須書面載明委任意旨。也就是說，假設我找劉德華當我的醫療委任代理人，等到我有一天意識昏迷了，劉德華跟醫護人員激動地說：「他真的有找我啊！他打電話給我跟我講了好久！」卻拿不出我簽名的委任文件，這樣也是不行的。依據《病人自主權利法》，要委任代理人也必須要經過對方書面同意。

C. 告訴最親近的家人，讓他們知道我的偏好和價值觀。

把自己最重要的醫療決定告訴最親近的家人，理論上應該是非常合理，但是臨床上卻看到很多意願人沒有跟家人說，或是說得輕描淡寫，家人也無法完全理解，都可能帶來往後的問題。

為什麼跟家人好好說這麼重要呢？因為依據《安寧緩和醫療條例》，末期病人無簽署意願書且意識昏迷或無法清楚表達意願時，由其最近親屬出具同意書代替之。意思就是，如果我們有預立醫療決定的想法，但是沒有簽署意願書，了解我們想法的家人可以簽署同意書，一樣可以執行我們的意願。

最近親屬包含以下人員：

一、配偶。
二、成年子女、孫子女。
三、父母。
四、兄弟姐妹。
五、祖父母。
六、曾祖父母、曾孫子女或三親等旁系血親。
七、一親等直系姻親。

D. 告訴我的家庭醫師和主治醫師。

這當然很重要。因為到了最後，實際去執行預立醫療決定的，像是要不要插管、要不要電擊、要不要壓胸，是照顧我們的醫護人員。因此，事先讓他們知道我們的想法絕對會有幫助。平時，跟自己的家庭醫師說，因為家庭醫師最了解我們的狀況。一旦有什麼問題發生，家庭醫師可以跟醫院的醫護同仁做有效的溝通和交班。如果自己的身體真的出狀況，也要提醒主治醫護團隊，自己有這樣的預立醫療決定，以便他們有所準備。

E. 在社群媒體，如臉書或微信，昭告天下。

現在大家都用社群媒體交流，可能每天都會在社群媒體上發文。例如知名的作家瓊瑤，二〇一七年在臉書公開了自己的預立醫療決定，說明不要插管、不要急救、不要住加護病房等等，引起很大的迴響。因為臉書的普及，它也變成一種溝通方式，發一篇文，等於跟家人溝通、跟熟識的醫師溝通、跟社會大眾溝通。

但是要提醒的是，臉書發文無法取代面對面的對話與交流，更無法取代簽名的意願書等文件。如果真的確立想法，還是建議坐下來，跟家人朋友好好地講，慢慢地談。講出自己的想法，談出彼此的掛念。

面對生命的盡頭，我們完成了預立醫療決定。這個時候，你會告訴誰？不同選擇，最後的結局可能會大不同。

當你已經做好預立醫療決定了，你會告訴誰？——他的故事

幾年前的一個五月，我曾經被派到一間南部的區域醫院短期支援，那時的一次值班，至今仍讓我難忘。

一般人可能很難想像醫師的值班。簡單來說，如果正常工作時間是早上八點到下午五點半，當天值班的醫師在下午五點半之後必須留下來繼續照顧病人，讓其他醫師可以下班休息，一直到隔天早上八點。只是，值班的醫師並非到隔天早上就可以回家，而是必須上班到隔天下午五點半，等待另一個值班醫師接手，才可以休息。

對醫師來說，連續上班三十幾個小時，可說是家常便飯。

幸好，我去支援的那間醫院有專科護理師（NP）跟我們一起值班，幫忙分擔照護病人的工作。可是專科護理師上班也只到晚上十二點，所以每次值班那天，我的手機到了晚上十一點四十五分都會準時響起，那天也是一樣。

「喂，朱醫師嗎？我是值班NP小晶啦！我差不多要下班了，今天的病人都還

算是peace（平安），晚上應該不太會吵你，我走囉，掰！」

「等一下，」我急忙多問一句：「今天晚上有處理到什麼病人，狀況比較多的嗎？」

「都還好耶！我想一想……啊！有一個〇五床林阿嬤，八十六歲，她是心臟衰竭的病人，她晚上有點喘，我處理後已經好多了，你不用擔心啦，我真的要走囉，掰。」

「等一下，」我想一想不太對，連忙問她：「八十六歲，她心臟衰竭狀況還好嗎？是末期嗎？有沒有簽署不急救的意願書（DNR）？」

「我看一下喔……有耶！朱醫師你怎麼這麼厲害，她是心臟衰竭末期病人，有簽喔，一個月之前。好了，我真的要走囉，掰掰！」

掛掉電話，又處理了幾個病人之後，已經將近凌晨一點了，終於找到空檔，在值班室躺下來，就沉沉睡去。

半夜三點，電話響起，一看是護理站打來的，我睡眼惺忪地說：「喂？」

「朱醫師，你快點來一下，那個〇五床的林阿嬤剛剛心跳停止了。」護理師有點緊張地說。

「啊！心跳停止了！」半夜被叫起來腦中一片混亂，好不容易找到一絲清明的思緒：「可是剛剛專科護理師跟我說，她有簽不急救意願書對不對？」她說對。

「好，我馬上過去。」我趕緊套了醫師袍，三步併作兩步直奔病房。

到了病房外的護理站，一個人都沒有，我猜想一定都去幫忙林阿嬤了。只有一個男子正在打電話。我心裡想著，接下來要怎麼跟家屬解釋目前的狀況，安撫他們的情緒，協助處理後事，寫死亡診斷書等等，一個又一個的想法充斥我的腦袋。

病房就在前面，我深吸一口氣，打開門。

沒有想到，門後的景象令我倒抽一口氣。

林阿嬤躺在床上，呈大字型。床邊站著四個護理師，其中一個跪在她的床上，幫她做心臟按摩。

「一下、二下、三下、四下、五下……」她按照一定的節奏，雙手按壓阿嬤的胸口。她做得非常認真，阿嬤的床也跟著有規律地上下震動，老舊的床發出咿呀咿呀的聲音。阿嬤一點反應也沒有，滿是皺紋的臉看來很平靜，眼睛緊閉著，嘴角流出一些唾液。

我急忙抓了一個護理師來問：「不是說阿嬤有簽不急救意願書嗎？為什麼現在還要做心臟按摩？」

那個護理師嘆了一口氣：「唉！剛剛我們做生命徵象測量的時候，發現阿嬤已經沒有心跳了。那個時候，睡在她旁邊的是她兒子，我們就把他叫起來，跟他說阿嬤的狀況，也跟他說了意願書的事情。我們告訴他，會用緩和醫療的方式讓阿嬤舒服地離開，還有之後要處理的事情有哪些……他兒子就是一直哭，也不知道有沒有聽進去我們的話。最後，他說了一句：『不然這樣啦！不要插管也不要電擊，就幫我媽做心肺復甦術，試試看！』我們說不過他，只好做了。」

我聽到這裡心裡很難過，轉頭看看阿嬤的床，依然有規律地震動著。於是我趕緊走到走廊上去找他兒子。他的身形碩大，穿著汗衫、短褲和拖鞋，一邊來回踱步，一邊講手機。

我站在他旁邊，等他講完。原來他跟哥哥在說話：

「哥，你趕快過來，媽走了，媽走了……」他邊說邊哭。

正要上前拍拍他，沒想到他又有插播，仔細一聽，才發現應該是禮儀公司打來：

「好、好、市立殯儀館，我知道，好，那就拜託你們了，謝謝！」他還是邊哭邊說話。

在他和哥哥、禮儀公司通話的時候，他的老母親的床依然在不停地上下搖晃。

終於他講完了，我走上前去，跟他說明現在的狀況，同時也跟他說，只做心肺復甦術效果也不大了，可以停下來了，好嗎？他擦擦眼淚，點點頭。

我回到病房，請護理師停下來，並且跟她們說接下來處理的方式。花了幾分鐘，我才發現他兒子靜靜地站在病房門口，看著我們。

那個身影，好巨大，又好渺小。

♣

事後，我把阿嬤簽的不急救意願書找出來看。確實阿嬤有簽，但意願書下方的兩位見證人卻不是兒女的名字，而是請朋友簽的。

我不知道在簽這份意願書的時候，阿嬤有沒有跟兒子說。也許她沒有講，或是她有說，但可能只是輕描淡寫帶過，以致於兒子不明白媽媽的心意和想法。如果兒子無法全然了解媽媽的想法，在最後的緊急關頭，護理師跟他說媽媽沒有心跳了，那個當下必須要做出決定，要坦然地選擇放手，太難了。

有做預立醫療決定，很好。但是有沒有好好溝通，很可能才是最後的關鍵。跟醫療委任代理人溝通，跟醫護團隊溝通，以及，跟最親近的家人溝通，說清楚自己對生命的態度、偏好和價值觀，才是預立醫療決定最重要的一把鑰匙。

《病人自主權利法》的核心價值：「預立醫療照護諮商」的三個重點

林阿嬤的故事，在醫療現場幾乎每天都看得到。

老人家身體狀況不好了，被送到急診室來，醫生說可能要插管，但是查了健保卡發現老人家有簽過「預立安寧緩和醫療暨維生醫療抉擇意願書」而且有註記。

這時，什麼台詞都有可能。

像是「爸什麼時候簽的啊，我怎麼不知道？」或是「好像很久以前簽的吧，媽你知道，對吧！」或是「唉！媽簽這個幹嘛！很麻煩耶！」或是「醫師，我不管爸簽了什麼，請你救他。」或是「你們就這樣讓你媽走了嗎？虧我從小看著你們長大……」或是「哥！你怎麼就這麼狠心讓她走！」

許多吵架、咆哮、憂傷、眼淚、自責、焦慮，都是在那一刻發生的。看得多了，我總是會在家人們爭執的空檔，看一眼躺在床上的病人。他簽了意願書，應該是想說些什麼，但是那一刻，他的意見似乎不再重要。

家族中，無論是兒女、兄弟姊妹、另一半、愛人……總是有人不願意就這樣讓老人家走了，所以決定還是要急救插管，違背了老人家原本的意願。

我常常想，為什麼？

現今的安寧緩和醫療條例

現今的《安寧緩和醫療條例》第四條是這麼寫的：

> 意願書之簽署，應有具完全行為能力者二人以上在場見證。但實施安寧緩和醫療及執行意願人維生醫療抉擇之醫療機構所屬人員不得為見證人。

如果你去看現在的意願書，你會發現，意願書上半部是選擇一些醫療行為的欄位和說明，像是「選擇安寧緩和醫療」、「不施行心肺復甦術」等。在那之後，是意願人簽名，填寫身分證字號、地址、日期。

在下面，是見證人簽名的欄位，需要兩位見證人。見證人的資格與限制，就是必須要具「完全行為能力」，且不得為醫療機構所屬人員。

也就是說，見證人可以不需要是剛剛提到的那幾種人，包含兒女、兄弟姊妹、另一半、愛人。

因為東方文化，對於死亡基本上仍然有一定的忌諱，很多民眾覺得與其花時間心力跟家人講這些，還可能遭受到阻力，增加彼此的摩擦，不如不要講。找朋友，甚至是醫院志工來當見證人，輕鬆又愉快。

只是，面對生死這種事，現在選擇不要講，以後終有一天要還。

因為，絕大多數的我們走到生命的盡頭，陪在身旁的依然是兒女、兄弟姊妹、另一半、愛人。如果這些人不了解我們對於生命的選擇、偏好和價值觀，很可能就會因為他們對我們的愛，而做出跟我們的意願截然不同的決定。

《病人自主權利法》正是希望透過法律的設計來彌補這方面的不足。

病人自主權利法

《病人自主權利法》的核心價值：是「預立醫療照護諮商」，英文稱作

Advance Care Planning，簡稱ACP。

> 《病人自主權利法》第九條：
> 意願人為預立醫療決定，應符合下列規定：一、經醫療機構提供預立醫療照護諮商，並經其於預立醫療決定上核章證明。二、經公證人公證或有具完全行為能力者二人以上在場見證。三、經註記於全民健康保險憑證。

這邊有幾個重點：

要做預立醫療決定之前，必須先做「預立醫療照護諮商」，讓相關人員都能知道意願人的想法和決定，並參與討論。

「預立醫療照護諮商」必須由醫療機構提供。醫療機構的代表自然是醫師、護理師、心理師、社工師等人。醫療太複雜，一般民眾很難輕易理解，因此這些專業人員要跟意願人和家屬一起坐下來討論，說明種種的醫療專業是什麼？有哪些好處壞處？做不做又有什麼風險？讓意願人充分知情，才有辦法做真正的決定。

做完「預立醫療照護諮商」後的預立醫療決定，必須經過公證或見證。「預立醫療決定」要註記在健康保險憑證上。

> 意願人、二親等內之親屬至少一人及醫療委任代理人應參與前項第一款預立醫療照護諮商。經意願人同意之親屬亦得參與。但二親等內之親屬死亡、失蹤或具特殊事由時，得不參與。

既然我們希望家人朋友也能對我們的「預立醫療決定」有所了解，邀請他們來參與是非常必要的事。

這邊的重點是：

「二親等內之親屬至少一人」一定要來參加。什麼是「二親等」？二親等包含血親及姻親，以下皆為二親等內親屬：

祖父母、外祖父母、父母、兄弟姊妹及其配偶、子女及其配偶、孫子女及其配偶、外孫子女及其配偶。

配偶之祖父母、外祖父母、父母、兄弟姊妹及其配偶、配偶與其前配偶所生之子女及其配偶、孫子女及其配偶、外孫子女及其配偶。

「醫療委任代理人」也需要參加預立醫療照護諮商，但如果意願人沒有指定醫療委任代理人，那也就不需要了。

除非二親等內之親屬都已死亡、失蹤，或有特殊原因無法參加者（例如單身榮民），就可以不用親屬參與。

最後，幫大家整理「預立醫療照護諮商」的重點，可以用「醫家人」來記憶。

「醫」：在預立醫療決定完成之前，醫療機構必須安排「預立醫療照護諮商」，並派出醫師、護理師、心理師、社工師等專業人員，提供關於醫療資訊詳細的說明，協助意願人做出決定。

「家」：二親等內的家屬至少一人必須要參加，家人的支持，是預立醫療決定能否成功的關鍵。

「人」：「醫療委任代理人」如果意願人事先有指定，他也必須參加預立醫療照護諮商，因為如果有一天意願人意識不清，醫療委任代理人必須代理他表達他的醫療意願。

「醫」、「家」、「人」。在做「預立醫療照護諮商」的時候，無論是醫療專業人員、意願人、家屬、醫療委任代理人，大家都必須坐下來，好好討論，為了意願人期待的生活品質，做出最好的選擇，就像是一家人。

第7題（題組）

1. 有一天身體不好了，需要他人長期照顧，想住在哪裡？

選項

A. 自己家裡。

B. 全日機構，如養護機構、護理之家、榮民之家。

C. 半日機構，如白天到日照中心接受照顧，晚上回家。

D. 其他（請說明）。

2. 有一天走到生命盡頭，希望在哪裡嚥下最後一口氣？

選項

A. 自己家裡。

B. 全日機構，如養護機構、護理之家、榮民之家。

C. 醫院。

D. 其他（請說明）

回答範例：若有一天身體不好了，需要他人長期照顧，想住在家裡。等到真的走到生命盡頭，也希望在家裡嚥下一口氣，請選擇A＋E。

選項分析與說明

1. 有一天身體不好了，需要他人長期照顧，想住在哪裡？

A. 家裡

需要接受長期照顧的時候，住在家裡有很多優點：一、家是最熟悉而且最自在的環境；二、社區中有許多有形和無形資源可以利用；三、住在家中跟家人的連結緊密，心情比較愉悅。

只是，根據統計，台灣民眾在死亡之前，平均有七年的失能時間，需要他人協助日常生活照顧。如果這段時間都住在家中，又沒有合適的資源（如長照二・〇或外籍看護）協助，照顧者可能會有體力負擔與壓力負荷過大等問題。對於重度失能的老年人，照顧者幾乎要二十四小時待命，常常讓年輕人疲於奔命，甚至必須要放棄原有的工作。

未來台灣若能建立良好的在宅醫療制度，相信這些問題可以獲得解決。

B. 全日機構，如養護機構、護理之家、榮民之家

許多朋友常常不了解安養、養護和護理之家等機構的區別。先來說明一下：

- 安養機構：服務的對象是無重大疾病，生活可自理的長者，提供基本保健服務和運動空間，但是無法行使醫療行為。
- 養護型老人長期照護中心：服務對象是無法自理生活，但不需要專門看護的老年人，或是有意識但需要協助日常生活的長輩。
- 長照型老人長期照護中心：服務對象是有慢性疾病且需要長期醫療需求的長者，如身上有管路需要更換。
- 護理之家：服務對象是有慢性疾病且需要長期醫療需求的長者，或是出院後有長期護理需求的老年人。

住在全日機構固然有許多優點，像是有專業人員照顧，可兼顧部分醫療需求，並且讓家人免於照顧的壓力與勞累。但是，機構也有一些缺點，例如：一、

機構畢竟不是家中，除非住單人房，否則每個人分到的空間有限，常常需要共用，缺少私密感；二、台灣照護機構品質良莠不齊，雖有評鑑制度，但民眾一般很難有全盤了解的管道；三、品質好的機構常常需要排隊等待，甚至需要等待數年才能入住，對於有即刻需求的老年人來說，緩不濟急。

C.半日機構，如白天到日照中心接受照顧，晚上回家

所謂的日間照護中心，有點類似托兒所的老年人版本，分成全日托、半日托和臨托。日照中心服務的項目很多，像是一般生活照顧、生活自立支援訓練、安排文康休閒活動、健康促進活動、準備餐食等等。等於老年人一般的時間在日照中心，一半的時間在家。它有很多優點：一、兼顧機構照顧和在家照顧的平衡，年輕人可投入職場，老年人也不會與家中脫節；二、穩定的社交連結：在日照中心有許多年齡相仿的老人家可以互動聊天，比較不無聊，也可減緩老年人認知功能下降的速度；三、多元促進健康：日照中心有護理師和營養師，可以針對老年人需求安排健康管理，調整餐食的成分比例。

但它也會有一些缺點，像是日照中心安排的活動可能無法滿足每個人的需求，或是子女不一定能配合接送的時間等等。

D. 其他（請說明）

2. 有一天真的走到生命盡頭，希望在哪裡嚥下最後一口氣？

A. 自己家裡

在自己家中安然往生，也許是很多人心中的願望。同上一題，家是一個最自在，最熟悉，也最令人安心的地方。只是，在家中往生通常需要人力（如照顧者是否熟悉末期症狀與藥物使用、後勤居家團隊的支援）、環境（如家中是否有電梯、透天厝在一樓可否放置一張床）、設備（是否有抽痰機、氧氣製造機）以及預立醫療決定（先決定好不插管急救，後事預先規劃等等）眾多因素事先準備，才可以比較放心地在家中往生善終。

B. 全日機構，如養護機構、護理之家、榮民之家

如果上一題選擇B，這一題也很有可能選B。畢竟對於很多長期住在機構的住民而言，機構就像家一樣，在自己熟悉安心的地方善終是自然不過的事。很多住民也不希望臨走前還要被送到醫院多折騰一番。只是，這裡與在家往生有一樣的需求，人力、環境、設備、預立醫療決定，依然缺一不可。特別是機構不同於家中，是一個共同居住的地方，許多機構負責人會擔心留下來的住民會忌諱，而不敢讓瀕死的住民在機構往生。老年人的眼睛是雪亮的，他們非常明白，室友在臨終前受到什麼樣的對待，自己也應該會受到同樣的對待。因此，若是機構同仁可以尊重長輩的心願，提供舒適的照顧，反而會讓其他人更信任所住的機構。

C. 醫院

醫院自然是目前台灣民眾接受臨終照顧最多的場所，專業且醫護人力充足、設備齊全、連結各種資源，醫院都占有相當的優勢。只是，一般民眾多半是狀況不好了，才會被送到醫院，所以在環境上，不是自己熟悉且安心的。另外，若是

有緊急狀況突然被送到醫院，萬一預立醫療決定還沒有完整討論，可能會因為醫護團隊先前沒有和病人建立關係，病人容易接受到無效醫療，甚至在溝通上也可能產生醫療糾紛。最後，有些民眾是在加護病房或是隔離病房走完人生最後一程，因為病房訪客時間與空間的限制，家人無法好好地陪伴。

D. 其他（請說明）

接受長期照護的地點，以及接受臨終照護的地點，看似跟醫療沒有多大關連，實際上卻大有關係！很多人沒有想好這些問題，造成了家人之間的糾紛，自己心裡的困擾，以及醫療資源的錯置。這些問題看似簡單，其實不簡單，值得每個人好好想一想。

老了，到底要住在哪裡？——他的故事

我的國中好同學K，大學時順利考上了台大，多年不見，現在已經是跨國科技公司的工程師主管了。

國中的時候，我常常在假日到他家打電動玩具，一打就是一下午。那個時候印象很深刻的是，我們一邊盯著電視螢幕，慈眉善目的K媽都會端來兩杯冰冰涼涼的現榨柳橙汁。「謝謝阿姨！」我一口把柳橙汁喝完，然後繼續和K陷入遊戲的你爭我奪當中。阿姨總是呵呵笑著說：「不客氣！」

上大學之後，因為忙，就很少和K見面了。儘管臉書發明之後，平日都看得到彼此的動態，偶爾傳訊息哈拉兩句，但總是少了些面對面的溫度。好不容易，趁著今年過年返鄉，大家有機會聚聚聊聊。

沒想到，聊著聊著，聊到K爸K媽，他說了一個很沉重的故事……

K的爸爸和媽媽都是老師，爸爸是高中英文老師，媽媽是國中英文老師。也難怪，K從學生時代起就一口流利的英文，國中三年，每學期都是英文科助教。

他們三個人連同K的妹妹，一家四口住在台中市北區一棟公寓的三樓，地點很好，那是K的爸爸在K出生後，為了孩子的教育，下定決心從鄉下搬到市區，買了房子。

「這裡離學校近，附近也有公園，就住在這吧！」年輕的K爸站在一片空曠的土地上，望著什麼都沒有的方向，想像一棟未來跟太太和孩子一起住的城堡。

時光飛逝，K和妹妹上大學、畢業、留在台北工作。家中也進入空巢期，剩下K爸K媽夫妻倆，白天上班，晚上偶爾一起去附近館子吃吃小菜，喝喝小酒，日子倒也平淡愜意。

K三十歲那一年，K爸六十歲，K媽五十六歲。那一年，K爸心裡總覺得哪裡怪怪的。

K媽開始常常出包，常常找不到自己的證件，無論是身分證、教師證、健保卡，兩人在家裡翻箱倒櫃，折騰一番之後，總是會在K媽的皮包裡找到那些證件，把K爸氣死了。或是，明明昨天才吃過番茄炒蛋、韭菜肉絲，今天晚上卻又是番茄炒蛋、韭菜肉絲。

K爸忍不住問：「怎麼跟昨天的菜一模一樣？」

K媽彷彿突然驚覺，馬上大笑：「哈哈哈！我喜歡吃這些菜嘛！」

終於有一回，K媽煮水餃忘了關火，跑到頂樓去曬衣服，K爸回來，廚房地上被煮滾的水濺的到處都是，差一點就可能釀成大禍。

K爸再也忍不住，帶太太去醫院檢查，從家醫科、神經內科、身心科，最後，身心科醫師跟他們說：「是早發性失智，很遺憾。」

K爸沒有說話，帶太太回到住了三十多年的房子。坐倒在沙發上，定神一看，竟然好像不認識這個空間。K媽坐在一旁，難過地看著她的先生，不知道要說什麼。

K媽辦了退休。第一年過去了，狀況還好。但是到了第二、第三年，K媽退化的情形逐漸惡化。水龍頭忘記關這種小事已經是家常便飯，司空見慣。某一天，當K媽跑出去，找不到路回家的時候，K爸知道他也必須退休了。

☘

照顧一個失智的人並不如想像中簡單。K爸從一個資深的高中老師，突然間變成一個好像什麼都要會的照顧者。當時，K媽還勉強可以照顧自己，K爸每天在家燒菜煮飯，洗衣服拖地，按時提醒太太吃藥……彷彿成為一個家庭主夫。一般的日常作息與照顧都還可以接受，最令人受不了的是她常常會沒來由地發脾氣、大哭、大叫，在家裡面摔東西……最後在K爸的懷中沉沉睡去。

K媽的話愈來愈少，眼神也漸漸變得空洞。K爸常常看著太太，撫摸著她半白的頭髮，問她說：「有一天，你會忘記我嗎？」

K媽總是笑笑回答：「當然不會啊。」

但這一天還是來了。又過了半年多，有一天K媽痴痴地看著K爸，問他：

「哎，我老公去哪了？」

K爸沒有說話，跑到廁所裡，鎖上門。

♣

漸漸地，K媽退化的速度愈來愈快，開始沒辦法自己穿衣服、洗澡、上廁所。K爸覺得自己沒辦法照顧，開始思考該怎麼辦？

「送去失智的照護機構似乎比較可行。只是，老婆會願意嗎？會不會不適應？孩子會怎麼看我？鄰居會怎麼看我？」

「可是如果在家，我自己顧不來……怎麼辦？」

最後，K爸找了一個機會跟K討論。後來，他們請了一個外籍看護。

外籍看護叫小雅，印尼來的，二十七歲，看起來很乖巧、認真，對於老闆和老闆交辦的事情，總是快速做好。

但是，K媽非常不習慣家裡來了一個陌生人。每每跟小雅兩個人相處，就會發脾氣、摔東西，大聲尖叫，甚至有幾次出現了妄想，認為小雅偷了她的錢，放聲大哭。

「都是她！她偷了我的東西！還給我！還給我！」這樣的台詞常常出現。

小雅做沒多久哭著說做不下去了，K爸只好讓她離職，繼續自己顧。

照顧不是一份工作或是責任，而是二十四小時不間斷的生活方式，是被照顧者的生活全部，也是照顧者生活的全部。不久，K爸的身體出現了狀況，失眠、易怒、體重減輕。身心科醫師說，他得了輕微的憂鬱症。

我的同學K沒辦法，只好跟爸說：「爸，這樣下去不行，我們必須考慮把媽送到機構去，不然你也會垮掉。」

溝通了很久，K爸只能屈服，屈服於兒子，也是屈服於自己的身體。兩人找了一間離家不遠，評價還算不錯的失智照護機構，讓K媽住了進去。

♣

四個人一間房，房間中間有茶几、小椅子，房間外有交誼廳、麻將桌、運動器材……K爸仔細聽著護理人員的介紹，細心地做筆記。K媽跟在後面，東張西望，似乎有點緊張。

「妳在這裡要乖喔，我每天都會來看妳。」K爸彎著腰，對著坐在椅子上的K媽說。K媽嘴巴微張，眼睛睜得大大的，似乎想說些什麼，話沒說出口。

K爸離開前，走到機構門口，轉身望了一眼。長長的走廊，兩旁都是房間，走廊的盡頭是交誼廳，K媽正坐在一張桌子旁邊，職能治療師正在教她玩一個卡牌遊戲。突然，K媽抬起頭，和遠處望著她的K爸四目交會。K爸馬上低下頭來。

轉過身，走出機構，到了轉角，K爸停下來，拿出手帕擦擦眼睛。

第8題

如果想要找一個「醫療委任代理人」，在自己有一天意識不清楚時，代理自己表達意願並執行預立醫療決定，你會找誰呢？

選項

A. 配偶、伴侶。
B. 父母親、子女、其他家人。
C. 最好的朋友。
D. 熟識的醫療朋友，如醫師、護理師。
E. 沒想過。
F. 不想找醫療委任代理人。
G. 其他（請說明）。

選項說明

1. 什麼是「醫療委任代理人」？

根據民法五二八條，所謂「委任」，是指當事人約定，一方委託他方處理事務，他方允為處理之契約。而民法五三二條又提到，受任人之權限，依委任契約之訂定。

也就是說，「委任」是一個人，透過契約，將處理某些事情的權限，交付給另一人處理。**所以「醫療委任」，就是將與本人有關醫療相關事務的處理權限，委託給另一人處理，例如簽署手術同意書，或是安寧緩和醫療暨維生醫療抉擇意願書等。**「醫療委任代理人」自然就是指接受此權限，被委任的這個人了。

經過契約之後，這個代理人就有權處理相關事務，如同本人。

2.「醫療委任代理人」相關的法律規定是？

在《安寧緩和醫療條例》與《病人自主權利法》，對於「醫療委任代理人」

的相關的權利義務有不同的說明和規範。

在《安寧緩和醫療條例》的規範中，醫療委任代理人的權利，包含了簽署和撤回意願書。

《安寧緩和醫療條例》第五條：二十歲以上具完全行為能力之人，得預立第四條之意願書。前項意願書，意願人得預立醫療委任代理人，並以書面載明委任意旨，於其無法表達意願時，由代理人代為簽署。

也就是說，意願人可以事先預立醫療委任代理人，在意願人無法表達意願時，代理他簽署安寧緩和醫療暨維生醫療抉擇意願書。

《安寧緩和醫療條例》第六條：意願人得隨時自行或由其代理人，以書面撤回其意願之意思表示。

也就是說，不僅是簽署意願書，代理人也可以撤回原本的意願。

♣

而在《病人自主權利法》當中，對於「醫療委任代理人」有更多的說明：

《病人自主權利法》第三條提到，醫療委任代理人，指接受意願人書面委任，於意願人意識昏迷或無法清楚表達意願時，代理意願人表達意願之人。

《病人自主權利法》第九條：意願人、二親等內之親屬至少一人及醫療委任代理人應參與……預立醫療照護諮商。

《病人自主權利法》第十條第三項：醫療委任代理人於意願人意識昏迷或無法清楚表達意願時，代理意願人表達醫療意願，其權限如下：

一、聽取第五條之告知。

二、簽具第六條之同意書。

三、依病人預立醫療決定內容，代理病人表達醫療意願。

也就是說，**在《病人自主權利法》的規範中，醫療委任代理人的權利義務都增加了。代理人可以依據預立醫療決定內容代理意願人表達意願（包含聽取病情告知及簽署同意書），同時也必須要參與預立醫療照護諮商。**

3.「醫療委任代理人」有什麼條件？

在《病人自主權利法》當中，對於「醫療委任代理人」有規定相關的條件：

《病人自主權利法》第十條第一項：意願人指定之醫療委任代理人，應以二十歲以上具完全行為能力之人為限，並經其書面同意。

所以簡單來說，醫療委任代理人有三個條件：

一、二十歲以上。

二、具完全行為能力，也就是代理人不可受法院之監護宣告。

三、要書面同意，不可口頭同意。

《病人自主權利法》第十條第二項：下列之人，除意願人之繼承人外，不得為醫療委任代理人：

一、意願人之受遺贈人。

二、意願人遺體或器官指定之受贈人。

三、其他因意願人死亡而獲得利益之人。

這裡複雜一點。繼承人（例如配偶、直系血親卑親屬、父母、兄弟姊妹、祖父母等）可以成為醫療委任代理人。可是，當對方不是你的繼承人，卻可能會因為你的死亡得到好處（例如器官指定捐贈對象，或是保險受益人），這一類人不可以做你的醫療委任代理人。

《病人自主權利法》中也說明了，「醫療委任代理人」何時會解任：

《病人自主權利法》第十一條：

醫療委任代理人得隨時以書面終止委任。

醫療委任代理人有下列情事之一者，當然解任：

一、因疾病或意外，經相關醫學或精神鑑定，認定心智能力受損。

二、受輔助宣告或監護宣告。

也就是說，如果有一天你覺得不再需要醫療委任代理人，或是先前指定的代理人不適合，必須要書面終止委任，不能口頭告知。當然，如果醫療委任代理人被專業認定心智能力受損，或是受到法院的輔助宣告或監護宣告，他當然也無法有好的判斷能力，執行你的醫療決定了。

☘

經過以上的說明，我想大家應該都會了解，選擇好的醫療委任代理人，會給自己的醫療自主權多一分保障。

你，會選擇誰，做你的醫療委任代理人呢？

如何選擇醫療委任代理人？——他的故事

我的高中好朋友阿銘，大學畢業後就到紐約大學攻讀工程碩士，之後就留在那裡工作。每年他回台，我們總是會聚聚，吃飯閒聊。沒想到有一年吃飯的時候，他突然給我出考題。

那是在二〇一二年，我剛考上安寧緩和專科醫師不久，我們約在台中一家咖啡廳見面。聊到一半，阿銘突然跟我說：

「哎，小朱，你可不可以當我的醫療委任代理人？」

「啊？怎麼突然講這個？」我突然有點不知所措。

「我在美國，他們很注重死亡和醫療委任代理人的議題，常常有新聞報導或是影片。我的美國女友，她的阿公八十多歲了，最近也找了女兒做他的醫療委任代理人。我最近認真地思考這個問題，覺得也要找一個醫療委任代理人……就想到你啦！」

「謝謝你……我受寵若驚……可是為什麼要找我呢？你可以找你爸媽、妹妹，甚至是女朋友啊……」

「哎！我在想，我的父母有一天會比我早走啊，我妹妹對這方面也可能不太懂！我女朋友可能會因為太愛我而沒辦法做出理性的決定，比方說要讓我拔管之類的……想來想去，你是我最好的朋友，比較了解我，又是醫師，而且還是一個安寧緩和專科醫師耶！不找你找誰？」

「我……可是……這個……」我有點為難，也有點擔心，不知道該如何回答。最後，我跟他說：「你先跟父母親討論一下，真的要找我，我們再討論好了。」

他點點頭。不久後就飛回美國了。

醫療委任代理人應具備的特質

這段對話我想了很久，隨著年紀和經驗的增長，我也有了不同的體會。究竟，我們應該如何選擇合適的醫療委任代理人呢？

我的建議是，**醫療委任代理人應該具備以下條件：「傾聽者」、「溝通者」**、

「陪伴者」。

1.「傾聽者」：「了解」你的想法、價值觀，以及對生命的偏好的人

「預立醫療決定」是我們對於生命與死亡的一種看法和選擇，因此，有一天可能會代理我們執行這個決定的「醫療委任代理人」，自然必須非常清楚我們自身對於走到生命盡頭時的想法和心願。我們自己的心願可能會隨著時間而改變，而這個代理人願意傾聽，跟我們討論，知道我們生命中的種種改變和不同的選擇。他也必須敢於跟我們討論敏感話題，他是一個「傾聽者」。

所以一般來說，很多人會選擇自己的配偶或是伴侶，畢竟每天朝夕相處，最了解你，常常可以從生活中窺見我們不為人知的一面，甚至是面對挫折，面對悲傷，面對死亡的那一面。當然，如果其他家人或是朋友也能了解我們的生命價值觀、生活品質的偏好，他們自然也很適合成為醫療委任代理人。

2.「溝通者」：你「信任」，並願意代表你和別人溝通的人

當有一天我們失去了意識，醫療委任代理人需要去執行我們預立醫療決定

時，可能也會面臨到一些阻力或是阻礙，比方說，其他家人有不同的想法，甚至社會有不同的意見等等。儘管我們都同意，這些阻力應該在意願人意識清醒的時候，好好地跟（到時候可能有關的）家人朋友討論，但是，還是有可能出現不一樣的聲音。

這個時候，身為最了解意願人的「醫療委任代理人」，必須要擔負起與眾人溝通的角色，將意願人的心願完整說出來。無論是與家人溝通、與朋友溝通、與社會溝通、與醫療人員溝通……都非常必要。所以，醫療委任代理人最好是熟悉意願人家中的狀況，並且願意代表意願人，有能力與各方溝通的人。他是一個「溝通者」。

3.「陪伴者」：當你有需要的時候可以陪伴在側，「回應」你的需求的人

在台灣的醫療社會脈絡中，照顧病患時間最長的那一個人，無論是配偶、家人或是朋友，應該都是最了解病患的那個人，同時他也必須處理跟醫療和照顧相關的大小事情。因此，那個人如果能充分理解意願人的想法、心願、價值觀，應

該是再好不過的事。

再者，醫療狀況變化多，意願人的想法、偏好、價值觀也可能會隨著年齡而改變。如果當疾病或是照護上有需要，醫療委任代理人是否可以陪伴在旁邊，和意願人重新討論，並回應意願人的種種需求？他應該是一個「陪伴者」。

☘

這些年來推廣安寧緩和和預立醫療決定，也讓我有不同的想法。於是，去年底阿銘回台，趁著聚餐時，我又問了他一次：

「哎，阿銘，前幾年你找我當你的醫療委任代理人，你現在這個想法有改變嗎？」

「當然沒有啊，你就是最合適的人選。」他爽快回答。

「可是，如果你的家人到時候不同意我代表你的看法，怎麼辦？」我再確認。

「當然事先溝通的責任是我要處理啊，我會先跟他們講好，盡量不讓你難做，也歡迎你來參加我們的討論。」他有注意到我的擔心。

聽到阿銘有這樣的概念，我放心不少：「好，我自認可能不是一個好的『陪伴者』，但我應該是一個不錯的『傾聽者』和『溝通者』。但你要答應我，如果之後你結婚了，我還是希望這個角色由你太太來擔任啦！」

「哈哈哈，我有做功課，醫療委任代理人也可以不只一個啊！」他哈哈大笑。

我也哈哈大笑。整間咖啡廳裡充滿著我們的笑聲，就跟高中時代一樣。

♣

醫療委任代理人不是「代替」我們做決定的人，而是在充分理解我們對於生命的感受、偏好、價值觀之後，在我們意識不清楚時，「代表」我們做出醫療決定的人。

在我們的身旁，找尋具有「傾聽者」、「溝通者」、「陪伴者」特質的家人、好友，你一定也可以找到最合適的醫療委任代理人。

第9題（題組）

1. 死亡之後，你希望自己的後事如何安排？關於骨灰和遺體，你的處置意願是？

選項（單選）

A. 火化。

B. 不火化，保留骨骸。

C. 其他（請說明）。

2. 關於安葬意願，你的希望是？

選項（單選）

A. 靈骨塔。
B. 墓園。
C. 樹葬。
D. 花葬。
E. 海葬。
F. 其他（請說明）。

3. 關於喪禮和儀式，你希望你的家人舉行哪些儀式？（以傳統佛道習俗中常見者為例）

選項（複選）

A. 豎靈。

B. 守靈。

C. 訃聞。

D. 做七。

E. 告別式（含家祭／公祭）。

F. 晉塔。

G. 百日。

H. 以上都不要，愈簡單愈好。例：不設靈堂，不發訃聞，不做告別式及頭七或百日。

I. 其他（請說明）。

回答範例：若有一天死亡了，希望火化，骨灰放置在靈骨塔內，喪禮儀式希望有豎靈＋做七＋告別式。請選擇A＋A＋ADE。

選項說明

1. **火化與入塔**：死後遺體放入棺木焚燒成骨灰，放入骨灰罐中，再移入靈骨塔內放置。需要支付棺木、火化、骨灰罐以及塔位的費用，一般花費約十萬至三十萬元。
2. **土葬與墓園**：遺體放入棺木後直接在選定的墓園下葬，後於其上加蓋墓碑。需要支付棺木、造墓費用、墓地費用，一般花費在二十萬至五十萬元間。目前台灣可土葬墓地愈來愈少，以台北市為例，僅有富德公墓可合法土葬。
3. **樹葬／花葬**：遺體火化後放置於可分解的紙或棉布袋中，再將土地草皮掀起，植存於樹木或是花草的根部。不立碑、不造墳，也不做永久留存的設施。只需要支付棺木和火化的費用。屬於環保葬的一種。

4. **海葬**：與樹葬／花葬類似，將處理過的骨灰裝入無毒易分解的容器中，拋撒到政府指定的海域，同樣屬於環保葬。

5. **豎靈**：請法師帶領家屬誦經，並設立靈堂及死者牌位，讓死者的靈魂有所依歸。

6. **守靈**：死者親屬在出殯前必須輪班守護遺體或牌位，以免貓狗跳過或其他特殊情形。

7. **訃聞**：發布文書，向親友告知喪事，通常以報刊、電視台、電台廣播，或郵寄方式發送。

8. **做七**：死後，每七日請法師來做法，一般以死後第七日稱為「頭七」，第十四日稱「二七」等。「做七」大多需要連續七次，第七次「做七」稱為

「滿七」或「尾七」。不過今日會因出殯日期而對「做七」有所增減。

9. **告別式（含家祭／公祭）**：告別式分家奠和公奠，家奠是給親屬祭拜，公奠是給同事、好友、機關團體、公司行號等祭拜。一般而言，告別式後會舉行大殮（蓋棺）及封棺儀式。

10. **晉塔**：火葬的骨灰，被撿骨撿進骨灰罈中之後，由晉塔師父協助親屬送至指定地點或納骨塔安置，入塔者稱「晉塔」。晉塔師父過程中會協助誦經迴向。

11. **百日**：死者逝世後第一百日，須請僧道誦經超渡，稱之為「百日」。

♣

如果以上都沒有想，那還是會由家人來幫你決定。

親人死亡之後，如何安排後事？——我的故事

父親還在世的時候，即便他已經八十多歲，又需要別人照顧，我卻完全沒有想過處理後事的問題。心中一直天真的以為，應該很簡單吧！不就火化，然後把骨灰罈納入靈骨塔裡這樣嗎？過去偶爾父親提起這件事，他也總是說「簡單就好」。

殊不知，事情完全跟我想像的不一樣，也不簡單。

二〇一七年十二月底的一個早晨，爸在住院中無預警過世了。過程很平和，我們家的外籍看護妮亞說，感覺在睡夢中就沒有呼吸了。

我跟媽趕到嘉義，父親躺在病床上，身上蓋著被子，好像只是在睡覺。我們跟爸說完最後一些話後，護理師進來幫爸做最後的清理。結束後，值班護理師問我們：

「你們有簽生前契約，或是跟哪家禮儀公司合作嗎？」

我跟媽互看了一眼，媽淡淡地說：「沒有耶，簡單就好。」眼角還留著淚痕。

護理師有點不知該說什麼，我說：「醫院有配合的禮儀公司吧？我們先去那裡好了。」

沒多久，兩位穿著黑色西裝、身形挺拔的男士推著擔架走進爸的病房，擔架上放著疊好的白布和黃布。

兩位男士位畢恭畢敬地跟我們行了鞠躬禮，其中一位說：「朱媽媽、朱先生，打擾了。我們是XXX禮儀公司的員工，來將朱先生的遺體移至冰櫃中存放。」我跟媽點點頭，沒有說什麼。只見兩人熟練地將爸翻身，鋪白布在床上，再將爸翻到另一邊，最後將白布覆蓋爸的整個身體，連頭也蓋起來，最後再蓋上金黃色的布。整個過程耗時不到三分鐘。

「這就是他們每天的工作啊。」我心裡想。

跟著爸進了電梯，穿過了走廊，上了車。車子開往禮儀公司在院內設的辦公室。

到了辦公室，另一位穿著黑西裝，梳著油頭的年輕男性，拿著一疊資料請我們坐下來，他說他叫小陳。

小陳寒暄幾句，說著一些「節哀順變」的客氣話之後，又問了跟護理師同樣的問題：「你們有簽生前契約，或是跟哪家禮儀公司合作嗎？」我跟媽搖搖頭，我說：「就麻煩你們了，簡單就好。」

「好的，因為朱先生設籍台中市，那靈堂和告別式是希望在嘉義這裡辦，還是回到台中辦呢？」

我跟媽討論一下，決定回台中辦，比較方便。

「好的，那先跟你們說明一下，因為朱醫師是本院員工，辦理朱爸爸的後事都享有員工優惠，這邊有一些參考，您過目一下。」

小陳拿出幾張紙，上面抬頭寫著「XXXX禮儀公司合約」，下頭密密麻麻都是禮儀的項目和價錢。安靈用品一組兩千元、棺木一具一萬元、壽衣一套三千六百元……

我當時內心很煩很亂，實在不想細看這些內容，就問小陳：「這些不能等到我們回台中再決定嗎？」

小陳臉上擠出一個笑容，「當然可以，沒問題，那朱先生朱媽媽你們休息一下，我們來安排車子，聯絡一下，將朱爸爸送回台中。」他又是一個九十度的鞠躬，就走開了。

這一等就是幾個小時，等到要出發時，已經是晚上八點左右了。爸被送上一台黑色賓士的廂型車，媽媽陪著爸，我開著車跟在後面。

高速公路夜間有些路段沒有路燈。黑暗中，我的車燈照著前頭的賓士三芒星廠徽閃閃發亮。我盯著三芒星，在黑夜的公路上奔馳，踩油門、剎車，向左、向右切換車道。路旁的灌木叢和標示牌一閃而過，整個高速公路變得好安靜，彷彿只有我跟爸的兩台車。我什麼都沒有想，只想著「要跟著三芒星，要跟著爸。」

到了台中，已經九點多了。在禮儀公司的台中辦公室稍坐了一下，又有一個穿著黑西裝，梳著油頭，身材高瘦的男生在我們對面坐下，手上的腕錶和戒指閃閃發亮，他說他叫小李。

小李自我介紹了一下，便說：「因為時間很晚了，我們等一下會先請安靈師父來，將朱先生的靈魂請到牌位裡，要先請你們給我父親的出生和死亡時間。」

老實說，我們家平日沒有特定的宗教信仰，只有拿香拜拜而已，對這些習俗全然陌生，當下身體很疲倦，也很擔心會多出不必要的花費，心裡面一直想著「簡單就好」四個字。於是我問小李：「這個……安靈是一定要的嗎？我們都想要簡單就好……」

小李聽到我們的問題，似乎有點吃驚，馬上說：「這個一定要啦！不然朱先生的魂魄無法回到靈位裡，都是這樣做的，你們放心。」

「那好吧……」我說。

沒多久，小李又拿出跟小陳之前一樣的清單請我們看，並說：「至於後續禮儀，我們現在有套裝價，包含安靈、靈堂設置、拜飯、頭七、告別式、出殯、入塔等都有，優惠價是ＸＸＸ元，如果您沒有意見，我們就照這個辦。」

聽到價格，我跟媽突然緊張了起來，「怎麼這麼貴？」是心裡頭冒出來的第一個想法。「其他公司也是這麼貴嗎？」「一定要這麼多儀式嗎？」「不能簡單就好嗎？」愈來愈多的念頭跑出來，心中愈來愈亂，表情還要努力維持鎮定。

我有點不好意思地詢問小李：「那個……因為父親希望簡單就好，再加上我們預算沒有這麼多，所以不知道像是頭七、告別式等等，可以不要辦嗎？」

此話一出，小李臉上露出一個相當為難的表情，他說：「這個喔，一般的習俗都是在第七天做一個儀式，讓朱先生的魂魄可以安心。告別式也是讓親朋好友對朱先生做一個最後的悼念和道別。這個……不辦當然也是可以，只是就比較……好像……那個一點……」

聽到小李這麼說，我感到有點愧疚。我心裡一邊想著：「爸照顧我們一輩子，難道最後給他一個體面一點的後事，花一點錢，辦一個風光的告別式，不是我應該做的嗎？」另一邊又想：「可是這些儀式又有什麼意義呢？我們不是虔誠的教徒，爸也不是，不做這些，難道靈魂就不能休息嗎？爸很節儉，如果是他自己來決定，他會想要這些嗎？」

我一下子不知該如何做比較好，只好先跟小李說：「不好意思，可以讓我們考慮一下，再跟您回覆嗎？」小李點點頭。

又等了一會兒，到了晚上十一點，安靈師父來了。

安靈師父是一位中年女性，短髮微捲，穿著黑色道袍。引導我們跪拜和鞠躬後，我跟太太坐在椅子上，跟著安靈師父，一句一句地唸手中的經文。

經文每個字都認識，但是連成句子卻一句也看不懂。才唸幾頁，我忍不住往後翻一下，天啊，怎麼還有這麼多，是要唸到什麼時候？抬頭看看安靈師父，他面不改色地一個字一個字唸經文，彷彿她每天都要唸過一遍那樣熟悉。

我想起小時候父親陪我唸故事書的畫面。通常唸故事書的都是媽媽，所以父親來唸，對我而言是一件很特別的事。我跟著爸，一個字一個字唸著《中國童話故事》。那時的我，怎麼也想不到，有一天會唸經文給爸聽。

時間已近午夜十二點，身體的疲憊、心理的難受，幾乎都到了臨界點。但師父平穩而單調的聲音還是一直傳過來，我的嘴巴也不由自主地發出跟師父相同的聲音。我不禁要想：這樣做有意義嗎？還是它有意義，只是現在的我無法覺察？

我又想：「爸會希望我們坐在這裡唸經給他聽嗎？還是他會希望我們早點回去休息呢？」

他一定會說：「不要唸啦，我也聽不懂，趕快回去睡覺！」這樣的話吧。

有了安靈誦經的經驗，讓我跟媽更堅定，我們不需要這一些儀式，「簡單就好」。

於是隔天早上，我們又去找小李，要確認後續的服務以及價格。

「朱先生，朱媽媽，昨天有休息嗎？後來考慮的如何？」小李很客氣，還關注我們的體力。

「謝謝您，我們後來還是決定，不用頭七、不辦告別式、不發訃聞，一切從簡，正如父親想要的。」

小李臉上又出現了一個為難的表情，看著我們說：「其實辦不辦這些儀式，費用也不會差太多，我只是擔心，如果這些都不做……看起來就是比較……那個一點。」

「到底是『那個』什麼？」我心裡嘀咕，但還是面帶微笑地說：「真的不需要，非常謝謝你們。」

後來經過協調，還是聽了他們的建議，在火化前設立一個小靈堂，讓家人做最後的悼念。

後續幾天，我每天就到爸的靈堂前看一看，擦一擦桌子。其實有個靈位很好，讓許多朋友有機會來看看爸，來看看媽，來看看我。許多朋友坐下來聊聊天，回憶過往，很暖心。老實說，我很感謝禮儀公司這樣的安排。

♣

其實，後續的喪葬事宜處理就跟前面提及的醫療選擇一般，也需要提前準備和規劃。

為什麼需要預做準備及提前規劃？有三個原因：

1. 如果沒有提早決定，家人到時很難拿捏禮儀排場，容易造成心理壓力及糾紛。

我們家很單純，除了爸以外只有我媽、我和我太太，所以還算好決定，但是心理壓力已經很大了。如果家裡人一多，想法一雜，大哥想要節儉，二哥想說怎麼可以這麼寒酸，失去親人的哀痛加上處理瑣事的疲倦，很容易讓家人起衝突。這一定不是離世的親人願意看到的。

2. 如果沒有提早找專家討論，許多禮儀其實一般人難以理解。

就像我們一家人在很短的時間內要搞清楚安靈、頭七、七七、告別式、入塔等複雜的禮儀程序、流程、意義和費用，對於當時哀傷的家人來說，身心已經俱疲了，更不用說只要牽涉到費用，難免會有比較以及「怎麼這麼貴」的心態。如果可以先找好禮儀公司的專家，了解哪些儀式有什麼意義，哪些又是自己想要的，簽訂「生前契約」，大家都輕鬆。

3. 後事跟臨終醫療選擇一樣，自己不提，家人很難開口。

自己的人生自己決定，後事也一樣。試想，有一天下班回家，太太突然拿著一張禮儀公司的宣傳單放在桌上，跟你說：「老公，ＸＸ公司最近全面打八折，你要參考一下嗎？」不知道你會有什麼感覺？我想一般人都不會主動討論這件事，只有自己先提了。

☘

很快地看好了火化時辰，選好了日子，準備讓爸火化了。

棺木前設置了一個小靈堂，法師帶領我們，最後一次看看爸爸。

走近棺木，看到爸身上穿著閃閃發亮的黑色西裝，臉上微微塗著腮紅，看起來不太像平常的他。「爸，很fashion喔！」我在心裡默默跟他說。

看完後，法師引領我們唸經文。最後，對著父親跪下來磕頭的那一刻，我掉下淚來。

因為我知道，這是最後一次說再見了。

☘

火化後，爸的骨灰放在彰化八卦山忠靈塔，這是早就決定好的事。

工作人員小心翼翼將爸的骨灰罈放進小格子裡，擺好位置，再關上小門，門上有爸的照片，還有一個國軍的徽章。

爸的一生，從安徽合肥到台灣高雄，到台中，到嘉義，最後落腳彰化。

走出門外，忠靈塔正對著八卦山一大片青鬱的森林，視野極好。我相信這是爸喜歡的。

第10題

在生命走到盡頭之前，有沒有哪些尚未完成的心願？

選項（複選）

A. 希望可以看到兒女成婚，確保他們未來有人照顧。

B. 有機會的話，希望可以到世界各國看看。

C. 希望可以再跟最心愛的人吃一頓燭光晚餐，飯後牽手散步。

D. 希望可以捐贈器官，遺愛人間。

E. 希望可以將死後的軀體留給醫學院師生做大體解剖，造福世人。

F. 希望可以舉辦生前告別式，跟家人朋友聊天敘舊，體會人生的美好。

G. 希望可以找到過去不合吵架的好朋友，再一次握握手，與過去和解。

H. 希望可以再跟另一半到度蜜月的地方，重溫當年的美好。

I. 希望可以去嘗試一次刺激的體驗，例如高空彈跳。

J. 其他（請說明）

生命的最後，你有沒有什麼心願尚未完成？——他的故事

七十歲的王伯伯，在二〇一七年終入住我們安寧病房的時候，已經是肺癌末期了。

王伯伯身形瘦弱，方正的面容總是一號表情，反映出他剛毅的個性。坐輪椅出去的時候，他總是帶著一頂繡有國旗的棒球帽，鼻孔上插著綠色的氧氣導管。呼吸，對一般人來說再簡單不過的事，對他來說，每一次呼吸都是艱難的考驗。

王伯伯有個很照顧他的本省籍太太，還有三個兒女。其中最令他擔心，莫過於還沒有結婚的小兒子阿凱。其實，阿凱早有已經論及婚嫁的女友小音，但是因為王伯伯一年多來都在跟癌症對抗，婚事就這麼擱著。

王伯伯的主治醫師是我的好同事，劉醫師。二〇一八年一月，劉醫師有一天查完房，走到病房外走廊，對著王奶奶說：「他呼吸愈來愈喘，X光看起來癌症擴散很快，我擔心時間不多了，你們都準備好了嗎？」

「準備好了……只是……」王奶奶說著說著低下頭，看著自己的黑色布鞋，

欲言又止。

劉醫師說：「奶奶沒關係，慢慢說。」

王奶奶這才把一直在意的事情說出來：「醫師，我先生他……一直很想親眼看到小兒子結婚，但是怕來不及了……你覺得，還有機會嗎？」王奶奶說著說著，眼淚就掉下來。

劉醫師沉默了一會兒，跟王奶奶說：「奶奶，如果你兒子和媳婦不介意，也許我們可以幫他們辦一場證婚儀式，你說好不好？」

奶奶非常意外，「可以嗎？」她的聲音隱含著一絲希望。

♣

一星期之後的星期天早晨，我們安寧病房的交誼廳掛上了十字架、彩帶、氣球，一躍變成了結婚禮堂。

那天我值班，先到病房去看看王伯伯的狀況。走進病房一看，王伯伯換上了全新的短袖格紋襯衫、打上了斜紋領帶，我正想讚美他帥氣，沒想到他坐在輪椅上，頭低低的，手不停發抖，身體上下晃動，不停地喘氣。

「王伯伯，你還好嗎？」我趕緊問他。

「喘……喘……」他幾乎說不出話來。

我用聽診器聽了聽，趕緊請他躺回床上，再請護理師幫他注射嗎啡，減輕他的症狀，並且請王奶奶幫他搧風，這樣他會比較舒服。

時間一分一秒過去，阿凱和他的未婚妻小音穿戴整齊，站在病房走廊焦急地等著。劉醫師也來了，看著王伯伯的狀況，面有難色。王奶奶有點沮喪地跟王伯伯說：「還是我們改天再辦，今天先休息好不好？」

沒想到王伯伯說：「沒關係，我好多了，扶我起來。」說著，便用發抖的手撐起身體。李醫師再確認：「伯伯，真的可以嗎？」

「我好多了，真的。」語氣中依然是與平日一貫的堅毅。

鋼琴老師演奏著《奇異恩典》，音樂聲緩緩流洩出來。阿凱和小音兩人，分別穿著西裝和禮服，緊張地站在神父前面，面對著十字架。

神父問：「阿凱，你願意娶小音為你的終生伴侶，愛她，忠誠於她，無論她貧困、患病或是殘疾，直至死亡，你願意嗎？」

「我願意！」阿凱看了看小音，露出了靦腆的微笑。

我看了看王伯伯，他坐在輪椅上看著這一切，右手握著王奶奶的手。

上一代堅守的誓言，如今傳承給下一代。

交換誓詞之後，阿凱和小音走到王伯伯和王奶奶面前，跪下來，聆聽父母親的婚前叮嚀。

王伯伯到這時已經有點累了，呼吸又開始費力。我們護理師很有耐心地引導王伯伯：「伯伯，今天是你兒子和媳婦結婚的日子，你高興嗎？」

「高興。」他說的很簡短，卻很堅定。

「那你有沒有什麼祝福他們的話？」護理師又問。

王伯伯低頭看著兩人，講得很慢：「要……相親相愛……」他的雙手不停地顫抖。

音樂聲再度響起，依然是那首《奇異恩典》。小音站起來，把手上那束鮮花放到王伯伯的手上。王伯伯幾乎拿不住花了，王奶奶趕緊將花在他的腿上擺好。

我們觀禮的人響起了感動的掌聲。正當大家覺得要結束，準備拍大合照的時候，王伯伯顫抖的右手突然舉起來，慢慢地從胸前襯衫口袋裡拿出一個紅包，塞在小音的手裡，對她說：「希望你們……以後……長長久久……」小音握住父親的手，淚水哭花了妝容，她低著頭說：「我們會的，謝謝爸！」

王伯伯剛毅的臉龐，露出了難得的微笑。

三天後，王伯伯過世了。

聽劉醫師說，最後這三天，王伯伯都很高興，一直說著兒子婚禮當天的事情，跟王奶奶說，他擁有這個兒子和媳婦有多麼驕傲。最後，王伯伯在家人的陪伴下，很安詳地離開。

劉醫師和病房團隊，都很慶幸幫助王伯伯完成了最後的心願。我也很開心，但我不禁想，人生到了最後，我自己會有哪些心願，如果沒有完成會覺得很可惜？我在想，我是不是應該先寫下來，並且讓我的家人也能知道呢？

兩天後，我在我的日記中寫下：「人生想完成的心願：一、……」

親愛的朋友，如果是你，生命的最後，你有沒有什麼最想完成的心願？如果有，請把這些心願寫下來，並且告訴你最親愛的家人朋友。如果有，而且你已經走到生命的盡頭，也請把這些心願告訴你的醫療團隊，讓他們協助你完成。

如果有，其實……不需要等到生命的盡頭，也許，現在就可以開始，不是嗎？

最終考題

走到生命盡頭的時候，想跟親愛的家人說些什麼？

選項（複選）

A. 道謝：謝謝你照顧我，陪伴我走這一生。

B. 道歉：如果之前有對不起你的地方，請你原諒。

C. 道愛：這一路你辛苦了，我真的好愛你。

D. 道別：有一天，我們都會在另一個世界再見面。

E. 其他（請說明）

走到生命的盡頭時，想跟親愛的家人說些什麼？——我的故事

二〇一七年底，天氣變化特別大，忽冷忽熱，八十五歲的父親因為肺炎合併菌血症在嘉義住院治療。

在他跌倒後失能的這四年間，母親和家裡的外籍看護妮亞把爸照顧得很好。四年間只有一次因為泌尿道感染住院。這次，是第二次。

肺炎對醫師來說是再常見不過的疾病。以前在我畢業後第一年住院醫師（PGY）訓練輪訓到內科的時候，最常給我照顧的就是肺炎和泌尿道感染的病人。這些病人好照顧，病程單純，治療單一，是最適合讓新手醫師照護的對象。我原本以為這次爸得到肺炎也是一樣，打打抗生素就可以出院了，繼續我們平靜的照顧生活。

沒想到，結局卻和我想像的不同。

住院躺了兩周後，事情不同了。他的肌力快速下降，從原本可以爬樓梯到連站著都有困難，不過是短短的兩周。老人家只要躺在床上的時間增加，沒有復健或運動，就容易產生「廢用症候群」（Disuse syndrome），肌肉快速萎縮。

最直接而煩惱的就是出院後的環境問題。連站都有困難，怎麼爬樓梯？

十二月，天氣變冷了，我和媽媽一邊照顧父親，一邊在網路上搜尋租屋的資訊。我要上班，媽和阿姨一間一間去看房子，希望找到一個可以很快入住有電梯的地方，但是，要在兩週內找到一個可以馬上入住的地方談何容易。時間緊迫，我們討論出很多可能選項，甚至連護理之家都考慮進去，但是，每一個選項似乎都沒有家來的好。

正當我跟媽苦惱著這道考題該如何答，父親給了我們答案。

☘

十二月，一個星期六的早晨，我跟媽回台中照顧我那剛滿月的兒子，順便收拾東西。那陣子剛好是我兒子學會笑的時候，好可愛。正在逗弄兒子，媽的手機響了，她在廚房接起來，講了幾句，突然「啊」了一聲。

媽把手機拿給我，慌張地說：「醫院護理師打來，說什麼你爸心跳只剩三十幾下，我聽不懂。」

「三十幾下，怎麼可能！」心裡一個不好的念頭閃過。我接過手機，護理師說剛剛發現爸爸的心跳變慢，於是趕緊通知我們。

「好，我們馬上過去。」我試圖冷靜地說。

於是趕緊換衣服，開車載著媽，從台中趕到嘉義。才剛上台中交流道，我的手機響了。

電話那一頭是內科黃醫師的聲音：「朱醫師好，我是值班黃醫師，您父親剛剛被我們發現心跳變慢，後來過一陣子就沒有心跳了……」

我深吸一口氣。

「現在他身上還接著心電圖，因為他之前有在健保卡上註記在生命末期時拒絕急救……您需要我們做些什麼嗎？」黃醫師語氣很委婉，我可以感受到她面對同事家人的難為。

我淡淡地說：「黃醫師，不用了，我們會盡快趕過去。」電話掛掉後，我用力了眨了一下眼睛。

坐在副駕駛座的媽趕緊問我，怎麼了？我跟她搖搖頭，說：「醫院說爸不好了……」媽把頭轉過去另一側，「怎麼會……」她的鼻頭泛紅，眼淚掉下來。

我用左手握住方向盤，右手緊緊握住媽的手，就這樣一路開到嘉義。

♣

走進爸的病房，單人房的窗簾拉上了，空間很昏暗，一點聲音都沒有，只有從病房角落傳來輕輕的啜泣聲。妮亞身體縮在椅子上，一直哭泣。

爸躺在床上，就像是睡著了一樣。媽走到他旁邊坐下，摸著爸的臉，邊流淚邊說：「不是就像睡著一樣嗎？你怎麼這麼突然就走了……」我坐在床的另一側，握住爸的手。心裡面很難接受，從小帶我長大的巨人，就這樣一動也不動地，離開我們了。

在安寧病房照顧病人和演講的時候，我常常勸病人和家屬要「四道人生」，也就是在有機會的時候，對彼此說出四句很重要的話：道謝、道歉、道愛、道別。

謝謝你照顧我，陪伴我走這一生。
如果之前有對不起你的地方，請你原諒。
這一路你辛苦了，我真的好愛你。
有一天，我們都會在另一個世界再見面。

我很努力地，也想要在這個最後道別的時刻說出這四句話，但我卻說不出口，總覺得有點難為情。

再不說，就沒機會說了，我心裡知道。

終於，趁著媽去上廁所的空檔，我將身子貼近爸爸，臉湊到他旁邊，一邊握著他的手，一邊在他耳邊，用幾乎聽不見的聲音說：

「爸，謝謝你。謝謝你養育我長大；謝謝你總是在晚餐的時候，跟我說很多很多做人處事的道理，讓我成為一個堂堂正正的人；謝謝你在我小時候要上學前，總是會先到樓下幫我把書包和單車準備好；謝謝你在我要上大學前陪我去學校註冊，那是我印象最深刻的一個父親節；謝謝你照顧媽媽，你們是最棒的父母；謝謝你在生病之後，留給我的記憶依然是笑容；謝謝你跟我的兒子乖寶，留下了唯一的一張合照……爸，對不起，我總是因為工作和演講，疏忽了陪你的時間……我愛你，我們有一天再一起去打籃球，好不好？」

說到這裡，我的淚水滴在爸的枕頭上，留下一點一點的痕跡。

☘

我們跟爸道別之後，便請護理師進來協助，一起將爸清潔乾淨。

這時我才發現，爸的最後一刻身上好乾淨。沒有鼻胃管，沒有尿管，當然也沒有氣管內管。全身上下只有一條點滴。護理師拔除點滴之後，我們開始替爸擦身體，換衣服。

我知道，這是爸用他的生命教我的最後一課。

後記

爸走後那幾個星期，我沉浸在悲傷的情緒中，即使已經回到工作崗位上班，依然覺得每一天好像浮在半空中，沒有實體。

過了一兩個月，感覺好些了，開始接一些演講、教課，加上家裡有一個小娃娃，生活慢慢回到之前的軌道。但是，悲傷的情緒總是冷不防地襲來，聽到一首歌，看到一張照片，想起一些片段，就會不自覺地流出眼淚來。

看著我的孩子乖寶一天天長大，一天天愈來愈可愛討人喜歡，我總是忍不住想：「如果爸還在，可以抱抱乖寶，不知該有多好？」

又過了幾個月，隨著時間，情緒愈來愈平靜，於是我安排帶媽媽出國旅行。媽照顧爸好多年，很久沒有出國走走了。

最後選了日本的函館、青森為旅行目的地。五月的日本東北真的很漂亮，沿著奧入瀨溪在林間慢慢散步，欣賞花草樹木，晚上再去泡湯，身心舒暢。

旅程來到了最後一天，飛機是下午，早上不知道要去哪裡，只好安插了一個觀光客都會去的景點——大沼公園。

大沼公園是函館附近最知名的景點之一，很大的一座公園，裡面很多小湖據說都是火山噴發的遺跡。風景很美。遇到許多團客，真巧都是台灣人。

買了一瓶北海道牛奶，在公園裡晃啊晃的，覺得有點無聊，想說不如早點去機場的時候，走到了一處很美的地方，往遠處看，駒岳山橫躺在前方，倒影映照在湖心，好安靜。

走著走著，發現地面有一塊石碑，上面寫著「名曲《化為千風》」誕生地。

我從來沒有聽過這首歌，很好奇，看著這樣的風景，會寫出什麼樣的歌呢？於是拿出手機，打開youtube，看看四下無人，把這首《化為千風》，在它的誕生地播放出來。

聽到音樂，看到歌詞，我的眼淚流下來。

化為千風／新井滿

請不要佇立在我墳前哭泣
我不在那裡　我沒有沉睡不醒
化為千風　我已化身為千縷微風
翱翔在無限寬廣的天空裡

秋天　化身為陽光照射在田地間
冬天　化身為白雪綻放鑽石光芒
晨曦升起時　幻化為飛鳥輕聲喚醒你
夜幕低垂時　幻化為星辰溫柔守護你

請不要佇立在我墳前哭泣
我不在那裡　我沒有離開人間

化為千風　我已化身為千縷微風
翱翔在無限寬廣的天空裡
化為千風　我已化身為千縷微風
翱翔在無限寬廣的天空裡

我對著湖心上駒岳山的倒影，心裡大喊著：「爸，是你帶我來這裡嗎？你也在這裡嗎？你變成了風，陪伴我們，對嗎？」

吹來一陣風，伴著秋川雅史的歌聲，在大沼公園裡迴盪。

♣

死亡，是每個人都要經歷的最後期末考。過去的醫療人員和病人都追求所謂的「善終」，希望最後一程可以有品質，有尊嚴。但是，我最近幾年慢慢體認到，希望每個人都開始做預立醫療決定，目的並不僅僅是為了「善終」而已，而是透過死亡的過程，重新開啟與自己對話、與家人對話的契機，讓每個人的生命都能更圓滿。

死亡並非生命的終點，而是生命的一部分，被生命擁抱著。

希望大家看完這本書，都可以對自己人生的最後期末考，完成一份圓滿的考卷。

為民　二〇一八年七月

愛，是最終的答案
——病人自主權利法劇本

本劇本創作之目的為針對社會大眾推廣《病人自主權利法》，讓民眾更了解《病人自主權利法》實際執行之狀況。歡迎相關團體或專業人員使用此劇本演出。

角色：

陳媽媽（女，六十歲，家庭主婦，先生三年前因肺癌過世）
陳心（女，三十五歲，陳家長女，房仲業務員）
陳柔（女，三十二歲，陳家次女，護理師）
張醫師（男，三十五歲，主治醫師）
蔡醫師（男，二十八歲，總醫師）

引言人

場景：

陳家

門診

病房

劇本涵蓋《病人自主權利法》內容：

預立醫療照護諮商（ACP）

預立醫療決定（AD）

病情告知

四道人生

第一幕 預立醫療照護諮商與預立醫療決定

第一景

場景：家中，陳媽媽躺在沙發上看電視，新聞正在報導瓊瑤女士的新聞。

新聞主持：本台獨家報導。七十九歲台灣知名作家瓊瑤，上個月在臉書公開寫給兒子及兒媳的公開信，鄭重交代未來後事怎麼處理，要他們在他臨終時，不要有任何急救措施，不能在她身上插入任何管子，讓她能夠「尊嚴」並且沒有痛苦的死去，離開後也不要有任何繁複形式的葬禮，只想要回歸自然的「花葬」，被視為是預先立好的遺囑，她近日透露並非只是口頭聲明，她很快就會將那封公開信拿去法院給律師公證，不讓兒子、媳婦有臨時後悔的機會。

陳媽媽：唉呦，陳心、陳心啊！你過來看看這個！

陳心：（不耐煩走過來，聽著耳機）看什麼啦！媽你不要再看電視了，有空多出去運動運動啦，整天在家都要發霉了。

陳媽媽：喂！你自己還不是在家裡。

陳心：我今天休假啊！最近公司在拚業績，很累耶。你要我看什麼？

陳媽媽：你看這個新聞，瓊瑤耶，我們年代的偶像耶！

陳心：什麼瓊瑤？我只認識瑤瑤！殺很大！

陳媽媽：妳正經一點啦，瓊瑤現在也這麼老了，他說他不要什麼急救、插管，我覺得他說的實在太好了。我跟你說，你爸三年前走的時候，就是因為插管、氣切，拖了半年，他很受苦，我看了也不忍心。我跟你說，這些管子什麼的，我都不要，你給我記住了喔？

陳心：⋯⋯（不說話），唉呦，媽，你不要說這個不吉利的話啦！很煩耶，我好不容易放假還要聽你說這個，你才六十歲還早啦！好了好了，我不要在這裡跟你說這些有的沒的，我要去看電影了。（說完起身離開）

陳媽媽：唉。（嘆了一口氣，繼續看著電視）

（演員停格）

（引言人走出）

引言人：面對預立醫療決定，有時候我們會不知道要怎麼開口。這個時候有兩點特別重要：一、當長輩主動提到有關於死亡的問題，我們不要迴避話題。例如「不要這麼想」、「不吉利啦」都不是很好的回應方式，也關閉了接下來對話的可能。我們可以這麼回應：「什麼時候開始這麼想的呢？」、「希望我們怎麼幫助您？」、「還有什麼希望完成的才不會有遺憾」，如此比較容易將話題連結到預立醫療決定。二、旁敲側擊法，無論是過去親友生病的經驗，或是電影電視演到死亡的橋段，都很適合開啟相關的話題。總而言之，開始討論，是最重要的事！讓我們看看，正確的版本，怎麼做。

陳心：我今天休假啊！最近公司在拚業績，很累耶。你要我看什麼？

陳媽媽：你看這個新聞，瓊瑤耶，我們年代的偶像！現在也這麼老了，他說他都不要什麼急救、插管，我覺得他說的實在太好了。我跟你說，你爸三年前肺癌走的時候，就是因為插管、氣切，拖了半年，他很受苦，我看了也不忍心。我跟你說，這些管子什麼的，我都不要，你給我記住了喔？

陳心：（坐下來）媽，你什麼時候開始有這樣的想法的啊？

陳媽媽：就從你爸生病的時候開始，我就開始思考了。人活著若是沒有尊嚴，還有什麼意思？

陳心：（坐近）媽，那你希望我跟陳柔怎麼做呢？

陳媽媽：（眼神溫柔地看著陳心）女兒啊，如果我真的病了，放手讓我走，好好說再見，我就心滿意足了！

陳心：媽，我知道了。（搭住媽媽的肩）

（演員停格）

（引言人走出）

引言人：媽，你什麼時候開始有這樣的想法的啊？或者是，媽，那你希望我跟陳柔怎麼做呢？都是一種開啟後續溝通的好方式。接下來讓我們看看，陳媽媽起心動念，想要開始做預立醫療決定的時候，又會發生哪些事情呢？

第二景

場景：家中，陳媽媽在沙發上，手中拿著一張「預立安寧緩和暨維生醫療意願書」。

陳媽媽：（自言自語）本人若罹患嚴重傷病，經醫師診斷認為不可治癒，且有醫學上之證據，近期內病情進行至死亡已屬不可避免時……嗯，簽這邊，這裡好了！（把意願書放在桌上）

陳心：（開門走進來坐下，手裡拿著香蕉）喔！累死了！咦？媽，這是什麼？（拿起桌上的意願書）挖賽！媽！這什麼紙啊？怎麼被你密密麻麻畫成這樣！鬼畫符喔！（把紙秀給觀眾看，紙上都是字）

陳媽媽：（有點慌張）我跟你說，我看到新聞，《病人自主權利法》三讀通過了，以後不只有末期病人，連什麼失智症、植物人都可以不要插管急救。我告訴你，我最怕失智症了！隔壁林媽媽就得了失智症，現在看到我只會跟我傻笑，都不認識我了耶！

陳心：那跟這張鬼畫符有什麼關係啊？

陳媽媽：我去我們家附近的醫院問櫃台小姐，你們有沒有《病人自主權利法》的同意書可以簽啊，他們說現在還沒有，只有這張。我一看，唉！這張我老早就簽了嘛！所以我就回家把我以前簽的那一張找出來，然後啊，把很多情況自己加進去喔，什麼「重度昏迷」、「極重度失智」、「植物人」，我都給他加註在旁邊。這樣子，以後醫生看到這一張，如果我成了植物人，就不會幫我急救啦。你說，媽是不是很聰明？呵呵。

陳心：（不可置信地看著觀眾）好像不是這樣子的吧。我真的是極度傻眼耶！

（演員停格）

（引言人走出）

引言人：《病人自主權利法》已經三讀通過，但是須等到民國一〇八年一月才會正式實施。其中確實載明了像是「重度昏迷」、「極重度失智」、「植物人」等疾病若經醫師判斷確定，病患可以經由先前做的「預立醫療決定」，保有拒絕醫療權的權利。

只是，預立醫療決定要做之前，需要經過「預立醫療照護諮商」的程序，需要在醫院完成諮商，之後的預立醫療決定才會生效。讓我們看看，正確的版本，怎麼做。

陳媽媽：你說，媽是不是很聰明？呵呵。

陳心：（看著手機）媽！我剛剛 GOOGLE 一下，這個法要做什麼預立醫療決定之前，還要先去醫院做一個什麼預立醫療照護諮商耶。

陳媽媽：啊？是喔？怎麼這麼麻煩？喂，我說陳柔，你不是護士嗎？怎麼什麼都不知道啊？

陳柔：媽！我是洗腎室啦！還有，現在要叫護理師，不要再叫護士了！

陳媽媽：那網路有沒有說要去哪裡做什麼諮商什麼的。

陳柔：嗯，他說現在有很多家醫院試辦，有……

（演員停格）

（引言人走出）

引言人：目前有很多家醫院正在試辦預立醫療照護諮商和預立醫療決定，無論是北部、中部、南部、東部皆有。有興趣的民眾可以到這幾家醫院進行新院的探索以及預立醫療照護諮商。陳媽媽聽到有這麼多醫院非常開心，於是隔天馬上興沖沖地跑到某一家醫院去找醫生。

第三景

場景：門診，張醫師坐在診間。

（敲門聲）

張醫師：請進

（陳媽媽進診間坐下）

張醫師：陳女士您好，請問今天是來？

陳媽媽：張醫師，我女兒跟我說，你們這邊有在試辦那個什麼《病人自主權利法》對不對，我就是來簽那一張。

張醫師：陳女士，妳一個人來啊？

陳媽媽：（轉頭看後面）醫師，現在是七月，你有看到誰嗎？沒有，我一個人啦。唉唷，醫師你擔心我自己簽了，萬一以後有什麼問題，我的家人會告你對不對？你不用擔心啦，我老公三年前肺癌走了，剩下兩個女兒，我都跟他們好好說過了。放心啦，不用擔心。趕快把文件簽一簽，我還要去買菜。

張醫師：可是，《病人自主權利法》裡頭規定的「預立醫療照護諮商」，必須要當事人、二親等之內家屬至少一人、醫療委任代理人，還有醫護人員一起討論，才有辦法做耶……

陳媽媽：唉唷，醫師，我真的跟他們都講好了，我就只有兩個女兒，我還叫她在我之前簽過的那一張意願書再簽名畫押（拿起那張很醜的意願書），不會有問題啦！至於代理人什麼的，我沒有這種東西啦！醫師，拜託啦，讓我簽啦（伸手去摸醫師的手臂）

張醫師：停停停……

（演員停格）

（引言人走出）

引言人：「預立醫療照護諮商」的目的在於，讓除了當事人以外的家人以及醫療委任代理人，都能夠了解當事人的決定，以及相關醫療措施的好處和壞處，所以不是一個人簽完名就可以。必須要當事人、二親等之內家屬至少一人、醫療委任代理人，還有醫護人員一起討論，才有辦法完成完整的預立醫療決定。所謂的二親等，包含了祖父母、外祖父母、父母、兄弟姊妹及其配偶、子女及其配偶、孫子女及其配偶、外孫子女及其配偶。配偶之祖父母、外祖父母、父母、兄弟姊妹及其配偶、配偶與其前配偶所生之子女及其配偶、孫子女及其配偶、外孫子女及其配偶。讓我們看看，正確的版本，怎麼做。

（敲門聲）

張醫師：請進

（陳媽媽以及兩個女兒進診間坐下）

張醫師：陳女士您好，今天您來做「預立醫療照護諮商」，請問這兩位是？

陳媽媽：這是我的兩個女兒，麻煩醫師了。

張醫師：陳女士，那您先生？

陳媽媽：我先生三年前肺癌過世了，三年前走的時候，就是因為插管、氣切，拖了半年，很受苦。我因為看到他那時太痛苦了，想說我一定不要跟他一樣。

張醫師：那女兒有沒有什麼想法呢？

陳心：我跟媽媽和妹妹都討論過了，我們尊重媽媽的決定。

張醫師：好的，這裡有我們的護理師和社工師。那接下來我們要討論相關細節，包含五種臨床狀況，以及針對各種狀況成立後，是否要做維持生命醫療或是人工營養以及流體餵養的抉擇。

陳柔：什麼是五種臨床狀況？不是就是不要急救嗎？跟維持生命治療有什麼不一樣？人工營養，是指鼻胃管嗎？

（演員停格）

（引言人走出）

引言人：所謂維持生命治療：指心肺復甦術、機械式維生系統、血液製品，為特定疾病而設之專門治療、重度感染時所給予之抗生素等，任何有可能延長病人生命之必要醫療措施。人工營養及流體餵養，是指透過導管或其他侵入性措施餵養食物與水分，例如鼻胃管、全靜脈營養等等。在每個臨床條件，都可以個別選擇是否要接受維生醫療，或是人工營養及流體餵養。五種臨床狀況指的是一、末期病人。二、處於不可逆轉之昏迷狀況。三、永久植物人狀態。四、極重度失智。五、其他經中央主管機關公告之病人疾病狀況，或痛苦難以忍受、疾病無法治癒，且依當時醫療水準無其他合適解決方法之情形。

經過了多次的預立醫療照護諮商，陳媽媽終於完成了預立醫療決定。

第四景

場景：門診

張醫師：好了，經過了三次討論，很感謝陳媽媽以及兩位陳小姐的耐心，我們終於完成了這一份「預立醫療決定」，也請了兩位陳小姐做見證人。之後我們會將這一份預立醫療決定送到健保署去做健保卡註記。這樣子，以後在健保卡上可以讀得到陳媽媽的預立醫療決定。

陳媽媽：啊！總算了了一樁心事，這樣我就比較放心了！

陳柔：請問醫師，這份預立醫療決定是不是寫了就不能改？我是說，說不定未來針對失智症，也會有更好的治療啊？

陳媽媽：傻孩子，都簽名畫押了，當然是不能改啊，再說，我也不會想改啦！

張醫師：陳小姐這個問題問得很好，是可以改的。如果意願人想要撤回或變更預立醫療決定，到時候可以跟中央政府機關申請。

陳柔：這樣就太好了！本來就應該這樣嘛！

陳媽媽：張醫師，真的很感謝你的耐心，我們厝邊有你這樣的好醫師，願意這麼詳細地跟我們說明這些複雜的醫療措施，真的很感謝。

張醫師：哪裡，應該的，也謝謝你們，願意把這私人的決定跟我們分享。

（雙方相視而笑）

（演員停格）

（引言人走出）

引言人：「預立醫療決定」是我們看待自身生命的願望與想法。而每個人對生命的想法，會隨著生命軌跡、時間改變而改變。一個五十歲的人跟一個八十歲的人，面對生命與死亡的想法一定會不一樣。所以，當想法改變時，「預立醫療決定」也隨著改變很正常。如果意願人想要撤回或變更預立醫療決定，屆時也可以跟中央政府機關申請。

（第一幕完）

第二幕　四道人生

第一景　病情告知

引言人：時光飛逝，距離陳媽媽做預立醫療決定的時間已經過了五年。最近，陳媽媽因為長期咳嗽，所以住院接受進一步的檢查……

場景：病房，陳媽媽躺在病床上看電視，不時咳嗽。

陳媽媽：咳咳咳咳！咳咳咳咳！

陳柔：媽，怎麼又咳得這麼厲害！

陳媽媽：（疲倦）唉！我最近愈咳愈厲害，身體也愈來愈虛弱……咳咳咳咳！

陳柔：好奇怪，不是說是肺炎，打打抗生素就好了嗎？我要去問問醫師！

（陳心正要走出去，在門口遇到要來查房的張醫師）

張醫師：陳小姐，這麼巧，有事要跟你說。

陳柔：喔，好，什麼事？

張醫師：我很不願意這麼說，但是媽媽的檢查結果出來了，是肺癌，而且，是第三期。我很抱歉。

陳柔：（摀住嘴巴，不敢置信）弄錯了吧！一定是弄錯了！

張醫師：我知道你們一定很難接受，但我再三確認過，是正確的。我今天就是想來告訴陳媽媽這個消息。

陳柔：（大驚，手指頭比「噓」的手勢）噓！張醫師，千萬不能告訴她真相，她會崩潰的！

張醫師：（為難）陳小姐，你也是護理師，應該知道，我們身為醫護人員，有責任讓病人知道詳實的病情。

陳柔：我知道，但我還是希望不要讓她壓力太大，我看過很多人知道要洗腎一輩子就崩潰，我媽一定沒辦法。醫師，我們先跟他說是肺炎，再看情況，好不好？

張醫師：這……既然你這樣說，好吧。

陳柔：謝謝醫師，謝謝，謝謝！

（醫師轉身離開）

（陳心回病房）

陳媽媽：陳柔啊，我剛剛聽到你跟張醫師在說話，結果呢，檢查結果出來了嗎？

陳柔：啊……張醫師說是肺炎啦，只是比較嚴重一點，媽你不用擔心！睡覺睡覺！

陳媽媽：（疑惑）是喔……是這樣子喔……（轉身睡去）

（演員停格）

（引言人走出）

引言人：台灣每年有將近十萬人被診斷癌症，在傳統社會保守的觀念下，很多家屬認為癌症是不治之症，因此無論診斷的時候是早期還是晚期，隱瞞病人真實病情的情況非常常見。但是，「隱瞞病情」會帶來後續我認為最關鍵的三大問題：

病人不知道自己的生命快到盡頭，身後事，例如財產規劃、後事交代等，很難找到時機討論。一旦病人突然離世，後續可能會成為家族的紛爭及困擾。

病人不知道自己的生命快到盡頭，最後關頭的關鍵醫療決定，如插管、電擊、壓胸等，如果你是隱瞞他的家屬，你敢問嗎？不敢問，那就只好等病人昏迷了再由家屬做決定！只是，如果你是家屬，你確定你做的決定是正確的？

最重要的是，病人不知道自己的生命快到盡頭，沒有辦法好好利用剩下的時間，跟最愛的家人道謝、道歉、道愛和道別！

《病人自主權利法》為了確保病人對於疾病及預後的知情和選擇的權利，特別在第四條明定，醫師或醫療機構應該在適當的時機以適當的方式，將病人的病情以及預後告知本人。

（敲門聲）

陳柔：請進！

張醫師：（在床邊坐下）陳媽媽今天好嗎？

陳媽媽：還好，就是咳嗽比較厲害。

張醫師：那我們再調整一下止咳藥物。陳媽媽，還記得上周我們做了一個支氣管鏡的切片檢查嗎？檢查結果出來了，你會不會擔心報告的結果？

陳媽媽：會啊！我都會想，我會不會跟我先生一樣……

張醫師：很多人都會這麼擔心，陳媽媽，我想問你，你今天希望我告訴你檢查的完整結果嗎？如果你今天很累想休息也沒關係，我們可以改天再說。

陳媽媽：我今天想知道，醫師你直說沒關係。

張醫師：我很不願意這麼說，是肺癌，而且，是第三期。我很抱歉。

陳柔：（摀住嘴巴，不敢置信）真的嗎……

張醫師：我知道你們一定很難接受，但我再三確認過，是正確的。我今天就是想來告訴陳媽媽這個消息。

陳柔：那接下來怎麼辦？

張醫師：一般這個狀況，後續還是有許多治療的選擇，好比說化療、放射治療等等，今天你們先休息，改天我再把這些選擇詳細地告訴你們，好嗎？

陳媽媽：好，謝謝醫師。

（張醫師離開）

陳媽媽：怎麼會這樣……（陳柔拍拍媽媽的肩）

（演員停格）

（引言人走出）

引言人：以適當的方式在適當的時機告知病人病情，不僅有助於病人了解病情，也可讓整個家庭開始為後續的健康狀況預做準備。陳媽媽開始住院之後，又會發生哪些事呢？讓我們繼續看下去。

第二景　啟動預立醫療決定

場景：病房，陳媽媽躺在病床上看電視，不時咳嗽。

（敲門聲）

陳心：請進！

（張醫師走進來）

張醫師：陳媽媽，怎麼又住院了？化療做了三個月了，我以為狀況有比較穩定。

陳媽媽：張醫師，上次做完化療之後，很不舒服，又想吐，又便秘，又吃不下。

陳心：張醫師你快幫幫他，他幾乎都沒有吃東西，水也喝得很少。

張醫師：這樣啊……那陳媽媽，你有沒有考慮要放鼻胃管？就是從鼻子放一根管子到胃裡面，用來補充和維持營養。

陳媽媽：（難過）張醫師，我不想插鼻胃管。

陳心：媽！妳都沒有吃東西怎麼可以啦！醫師拜託你幫他插鼻胃管，反正就插一下，等之後比較好了再拔掉好了。

張醫師：好，我先去準備。

陳媽媽：我不要……我不要……（不斷搖頭）

（演員停格）

（引言人走出）

引言人：寫下了「預立醫療決定」後，無論是醫療團隊、病人本身或家人，都應該了解預立醫療決定的內容，以便於在適當的時機啟動預立醫療決定。重點是要看病人是否有符合五種臨床狀況，包括「末期病人」、「不可逆轉昏迷」、「極重度失智」、「永久植物人」等等。《病人自主權利法》規定，病人必須經過兩位專科醫師診斷，並且經過安寧團隊兩次照會，確認符合臨床狀況後，就可以啟動「預立醫療決定」。

陳心：張醫師你快幫幫他，他幾乎都沒有吃東西，水也喝得很少。

張醫師：這樣啊……那陳媽媽，你有沒有考慮要放鼻胃管？就是從鼻子放一根管子到胃裡面，用來補充和維持營養。

陳媽媽：我不想放鼻胃管。我之前不是有簽那個「預立醫療決定」，說只要經過兩位醫師診斷，就可以不放管子了嗎？醫師，我覺得最近身體愈來愈虛弱，吃也吃不下，我是不是已經到末期了？如果真的已經是末期，就不要再做這麼多事情了吧。

（陳心趴在媽媽懷中哭泣）

張醫師：好，我會再安排電腦斷層，也會請安寧團隊一起來會診，一起照顧陳媽媽，一有診斷我會馬上通知您。

陳媽媽：謝謝、謝謝，陳心不要哭，不要哭……（安慰陳心）

（演員停格）

（引言人走出）

引言人：《病人自主權利法》規定，病人必須經過兩位專科醫師診斷，並且經過安寧團隊兩次照會，確認符合五種臨床狀況後，就可以啟動「預立醫療決定」。陳媽媽後續被診斷為末期，並且醫療團隊根據陳媽媽之前寫下的預立醫療決定給予合適的治療。後續又會發生什麼事呢？我們繼續看下去。

第三景　緩和醫療

場景：病房，陳媽媽躺在病床上呻吟，非常喘

陳心：媽！妳怎麼了！媽！

（陳媽媽喘不過氣來）

陳心：醫師！護理師！快來啊！

蔡醫師：我是值班蔡醫師，什麼事。

陳心：蔡醫師，我媽很喘耶，可不可以幫幫她啊。

蔡醫師：（看了看手中病歷）嗎啡剛剛打過了，要等一下啦。

陳心：不能再打嗎？不能做一些其他的事情嗎？難道我們簽了就什麼都不做了嗎？

蔡醫師：再打也沒用啦！而且健保給付有上限，超過了我還可能會被扣錢，不好啦！而且，你媽不是簽了「預立醫療決定」嗎？他上個月已經被我們確診是末期了，安寧了，這樣就好了，讓他好走，好囉，有事再叫我。

（蔡醫師轉身離開病房）

陳心：早知道就不要簽那個什麼鬼「預立醫療決定」了！（陳媽媽愈喘愈厲害）媽，妳怎麼了！媽！媽！

（演員停格）

（引言人走出）

引言人：以上是錯誤的劇情，也是很多人常見的迷思。並非被診斷為五種臨床狀況，啟動了「預立醫療決定」後，醫療團隊就什麼都不做了。《病人自主權利法》在第十六條明定，即使經過兩位醫師診斷，並且經過安寧團隊兩次照會確認符合臨床狀況，啟動「預立醫療決定」後，醫療團隊仍須給予病人緩和治療，以支持性治療盡可能緩解病人和家屬的不適與不安，盡最大的努力維持病人的生活品質。讓我們來看看，正確的版本，會怎麼做。

陳柔：醫師！護理師！快來啊！

蔡醫師：（親切）我是值班蔡醫師，陳媽媽怎麼了？

陳柔：蔡醫師，我媽很喘耶，可不可以幫幫她啊。

蔡醫師：（看了看手中病歷）嗎啡剛剛打過了，怎麼突然又喘起來，我檢查一下。

（用聽診器聽陳媽媽肺部）

蔡醫師：有肺積水，還挺多的，我等一下拿超音波來確認一下，如果水很多就要用小針把水抽出來。來，陳媽媽，妳先坐起來，坐直。（扶陳媽媽坐直）有沒有好多了？（陳媽媽點點頭）太好了，我這邊有一隻小吹風機，陳小姐拿著吹風機吹媽媽的臉，他會感覺比較不喘。

陳柔：好。（開始吹）媽。這樣可以嗎？

陳媽媽：嗯，不錯耶，有爽。

蔡醫師：我先讓護理師再追加一支嗎啡，等等來照超音波，你們有什麼狀況隨時告知我們。

陳柔：謝謝蔡醫師。

（演員停格）

（引言人走出）

引言人：陳媽媽接受緩和醫療之後，身體健康每況愈下。終於，陳媽媽走到了生命的盡頭。

第四景　四道人生

場景：病房，陳媽媽躺在病床上呻吟，微喘，意識模糊。陳柔和陳心陪在旁邊。

（敲門聲）

（張醫師走進來）

張醫師：今天還好嗎？

陳心：媽這兩天意識愈來愈模糊，幾乎都在睡覺，小便也愈來愈少。

陳柔：張醫師，是不是時間到了？

張醫師：嗯，這幾天意識狀況愈來愈糟，血壓也都比較低，小便量一天不到五十，這些跡象都告訴我們，陳媽媽準備要離開了。

陳心：我們該怎麼做？

張醫師：陳媽媽之前在「預立醫療決定」裡面提到了，如果要離開，她希望是在醫院，比較不麻煩大家。之後，她希望火葬，骨灰跟爸爸放在一起，這些，我想你們也都知道了。

（兩個女兒點點頭）

張醫師：趁這個時間多陪陪媽媽吧，如果不知道要說什麼，可以試著跟媽媽「四道人生」。

陳心：醫師，什麼是「四道人生」？

（演員停格）

（引言人走出）

引言人：所謂四道人生，就是當我們最愛的親人要離開的時候，要跟他說的最重要的四句話。包含道謝、道歉、道愛和道別。如果不知道怎麼說，可以這麼說：

（音樂下）

陳柔：（握住媽媽的手）媽，謝謝你照顧和陪伴我走過這一生，從小到大，我真的好喜歡牽你的手。

陳心：媽，我從小就是個難帶的孩子，不知道給你惹了多少麻煩，如果之前有讓你生氣的地方，請你原諒我，我真的不是有意的。

陳柔：這一路你真的好辛苦，我真的好愛你，下輩子，我們再當母女好嗎？

陳心：媽，我要跟你說，再見。有一天，我們一定會在另一個世界再見面的。

陳媽媽：謝謝你們，我愛你們，我好愛你們。（手漸漸無力下垂）

陳心&陳柔：媽、媽——

（燈漸暗）

（燈亮）

（演員謝幕）

（全劇終）

常見問題Q&A

■病人自主權利法（簡稱「病主法」）

Q：《病人自主權利法》在什麼時候正式上路？

A：立法院於二〇一五年十二月十八日三讀通過，是亞洲第一部強調病人自主的法案，將於公布三年後，也就是**二〇一九年一月正式施行**。

Q：制定《病人自主權利法》的目的為何？

A：《病人自主權利法》的目的有三：尊重病人自主、保障善終權益、促進醫病和諧

Q：《病人自主權利法》的重點是？

A：《病人自主權利法》有三大核心要素：預立醫療決定、特定臨床條件、預立醫療照護諮商。主要內容就是希望民眾可以在身體健康、意識清楚時，預先做出預立醫療決定。

Q：《病人自主權利法》與現行的《安寧緩和醫療條例》有何不同？

A：《安寧緩和醫療條例》只有保障末期病人的醫療決定權，《病人自主權利法》則新增四類的對象也可獲得保障。並且，《病人自主權利法》中的預立醫療決定必須經由醫療機構舉辦的「預立醫療照護諮商」過程，且註記在健保卡後，才可成立。

Q：我已經依照《安寧緩和醫療條例》的規定，簽署「預立安寧緩和暨維生醫療意願書」，《病人自主權利法》上路後，我還要再簽一次嗎？

A：在《安寧緩和醫療條例》規範下的「預立安寧緩和暨維生醫療意願書」，僅有針對「末期病人」的單一條件。如果想要將預立醫療決定擴及到「不可逆轉昏迷」、「永久植物人」、「極重度失智」等，還是要依照《病人自主權利法》，完成預立醫療照護諮商，再做預立醫療決定！

■預立醫療決定

Q：什麼是預立醫療決定？

A：事先立下之**書面意思表示**，指明處於特定臨床條件時，希望接受或拒絕之醫療照護。

Q：目前有哪些法案規範我所做的預立醫療決定？

A：《安寧緩和醫療條例》與民國一〇八年即將實施的《病人自主權利法》。

Q：誰可以做預立醫療決定？

A：具完全行為能力之人：1. 年滿二十歲；2. 或是未成年但已合法結婚者。

Q：預立醫療決定，要決定什麼？

A：如果有一天符合特定臨終條件時，要不要接受「維持生命治療」和「人工營養及流體餵養」。

Q：什麼是維持生命治療？

A：任何有可能延長病人生命之必要醫療措施，如：心肺復甦術、插上呼吸器、葉克膜、輸血、施打抗生素等等。

Q：什麼是人工營養與流體餵養？

A：透過導管或其他侵入性措施餵養食物與水分，如：鼻胃管、胃造口、全靜脈營養等等。

Q：做預立醫療決定有哪些步驟？

A：預立醫療決定有三個步驟：1. 於指定醫療機構完成「預立醫療照護諮商」；

2. 經公證或兩人見證；3. 註記於健保IC卡

Q：若是我已做了「預立醫療決定」，並載明我不希望接受急救或其他維生醫療。萬一我昏迷之後，兒女推翻我的決定怎麼辦？

A：這樣的情形在現今的醫療環境中非常常見。我們常常看到兒女因為沒有心理準備，面臨突然來到的壞消息時無法理性面對，反而會做出和家人之前預立醫療決定不同的選擇。這樣會非常可惜。只有透過在做預立醫療照護諮商時，和家人開放地溝通，了解彼此的需求和情感，才能避免此種憾事發生。

Q：《病人自主權利法》的「預立醫療決定」，是不是可以像現在的「不施行急救同意書」一樣，由家人來簽署？

A：不可以！根據病人自主權利法，只有意識清楚且具完全行為能力的本人，才可以做「預立醫療決定」。家人不可以代寫。

Q：簽署「預立醫療決定」之後，是不是無論遇到任何狀況，醫護人員都不會救我了？

A：不是的。您簽署的預立醫療決定載明，當您成為預先指示的五款「特殊臨床狀況」的狀態下，並經過兩位專科醫師確認，且經過安寧團隊兩次會診後，預立醫療決定才會啟動，其中的醫療抉擇內容才會生效。換言之，除非是本身已有末期疾病的病人，一般情形下若發生意外，醫護人員當然會盡力急救。

特定臨床條件

Q：判定特定臨床條件有什麼用處？

A：有一天如果生病了，符合特定臨床條件，且有預立醫療決定時，醫師就必須盡力依照預立醫療決定終止、撤除或不施行相關醫療。

Q：什麼情況符合特定臨床條件？（相關臨床條件定義，本書出版時仍為草案規劃）

A：特定臨床條件有五項：

1. 末期病人：罹患嚴重傷病，經醫師診斷認為不可治癒，且有醫學上之證據，近期內病程進行至死亡已不可避免者；
2. 不可逆轉之昏迷：因腦部病變之持續性昏迷：因外傷致六個月以上意識無法恢復，或非因外傷致三個月以上意識無法恢復；
3. 永久植物人：因腦部病變之植物人狀態：因外傷致六個月以上無法恢復，或非因外傷致三個月以上無法恢復
4. 極重度失智：失智程度嚴重，持續有意識障礙，導致無法生活自理、學習或工作；
5. 其他重症：經中央主管機關公告之病人疾病狀況，需同時符合以下三個要件：痛苦難以忍受、疾病無法治癒、無其他合適解決方法。

Q：**特定臨床條件要怎麼確認？**

A：各款特定臨床條件應由兩位具相關專科醫師資格之醫師確診，並經過緩和醫療團隊至少兩次照會確認。

預立醫療照護諮商

Q：**預立醫療照護諮商談什麼？**

A：了解維持生命治療和人工營養及流體餵養的優缺點、了解特定臨床條件的意義、討論預立醫療決定。

Q：**在哪裡做預立醫療照護諮商？**

A：《病人自主權利法》正式施行之時，各縣市醫療機構都會開辦預立醫療照護諮商門診，提供預立醫療照護諮商服務。

Q：誰必須參與預立醫療照護諮商？

A：參與諮商的有四種人：意願人、親屬、醫療團隊、醫療委任代理人（若有指定）。

Q：哪些親屬可來參加預立醫療照護諮商？

A：二親等內之親屬至少一人應參與預立醫療照護諮商。經意願人同意之親屬也可以參加。

Q：參與預立醫療照護諮商的醫療團隊會有哪些成員？

A：醫療團隊的成員會有醫師、護理師、心理師或社工師。

Q：那些時機適合做「預立醫療照護諮商」？

A：只要自己是具完全行為能力之人，無論是健康或是罹患重大疾病時，都是做預立醫療照護諮商的時機。

■醫療委任代理人

Q：誰可以擔任醫療委任代理人？

A：意願人如果有指定之醫療委任代理人，應以二十歲以上，具完全行為能力之人為限，並經其**書面同意**。

Q：醫療委任代理人的任務是什麼？

A：於意願人意識昏迷或無法清楚表達意願時，代理意願人表達醫療意願。

Q：誰不能擔任醫療委任代理人？

A：下列人員不可擔任醫療委任代理人，除非他同時為意願人之繼承人：

1. 意願人之受遺贈人
2. 意願人遺體獲器官指定之受贈人
3. 其他因意願人死亡而獲得利益之人

Q：我一定要找「醫療委任代理人」嗎？可不可以不找？

A：可以的！根據病人自主權利法，意願人不一定需要找醫療委任代理人。只是，如果先前有指定代理人，那醫療委任代理人一定要參加「預立醫療照護諮商」。

其他常見問題

Q：選擇不再接受醫療介入方式來維持生命，那醫療還能做些什麼？

A：根據《病人自主權利法》，即使已停止維持生命治療，醫療機構及醫師仍應提供緩和醫療照顧，包含舒適護理、疼痛控制、心理支持、靈性撫慰，引導病人及家屬進行道謝、道歉、道愛、道別的「四道人生」。

Q：《病人自主權利法》這樣規定，是不是跟安樂死和醫師協助自殺很像呢？

A：完全不一樣！安樂死和醫師協助自殺是醫師透過藥物來縮短病人的生命。

《病人自主權利法》保障的是，病人到了必須依賴維持生命治療和人工營養和流體餵養的臨床狀況，且生活品質低落並非是病人所希望的時候，病人有拒絕醫療的權利。因此，《病人自主權利法》不是醫師協助自殺，更不是安樂死。

附錄一 病人自主權利法

第 1 條	為尊重病人醫療自主、保障其善終權益，促進醫病關係和諧，特制定本法。
第 2 條	本法所稱主管機關：在中央為衛生福利部；在直轄市為直轄市政府；在縣（市）為縣（市）政府。
第 3 條	本法名詞定義如下： 一、維持生命治療：指心肺復甦術、機械式維生系統、血液製品、為特定疾病而設之專門治療、重度感染時所給予之抗生素等任何有可能延長病人生命之必要醫療措施。 二、人工營養及流體餵養：指透過導管或其他侵入性措施餵養食物與水分。 三、預立醫療決定：指事先立下之書面意思表示，指明處於特定臨床條件時，希望接受或拒絕之維持生命治療、人工營養及流體餵養或其他與醫療照護、善終等相關意願之決定。 四、意願人：指以書面方式為預立醫療決定之人。 五、醫療委任代理人：指接受意願人書面委任，於意願人意識昏迷或無法清楚表達意願時，代理意願人表達意願之人。 六、預立醫療照護諮商：指病人與醫療服務提供者、親屬或其他相關人士所進行之溝通過程，商討當病人處於特定臨床條件、意識昏迷或無法清楚表達意願時，對病人應提供之適當照護方式以及病人得接受或拒絕之維持生命治療與人工營養及流體餵養。 七、緩和醫療：指為減輕或免除病人之生理、心理及靈性痛苦，施予緩解性、支持性之醫療照護，以增進其生活品質。
第 4 條	病人對於病情、醫療選項及各選項之可能成效與風險預後，有知情之權利。對於醫師提供之醫療選項有選擇與決定之權利。 病人之法定代理人、配偶、親屬、醫療委任代理人或與病人有特別密切關係之人（以下統稱關係人），不得妨礙醫療機構或醫師依病人就醫療選項決定之作為。

第 5 條	病人就診時，醫療機構或醫師應以其所判斷之適當時機及方式，將病人之病情、治療方針、處置、用藥、預後情形及可能之不良反應等相關事項告知本人。病人未明示反對時，亦得告知其關係人。 病人為無行為能力人、限制行為能力人、受輔助宣告之人或不能為意思表示或受意思表示時，醫療機構或醫師應以適當方式告知本人及其關係人。
第 6 條	病人接受手術、中央主管機關規定之侵入性檢查或治療前，醫療機構應經病人或關係人同意，簽具同意書，始得為之。但情況緊急者，不在此限。
第 7 條	醫療機構或醫師遇有危急病人，除符合第十四條第一項、第二項及安寧緩和醫療條例相關規定者外，應先予適當急救或採取必要措施，不得無故拖延。
第 8 條	具完全行為能力之人，得為預立醫療決定，並得隨時以書面撤回或變更之。 前項預立醫療決定應包括意願人於第十四條特定臨床條件時，接受或拒絕維持生命治療或人工營養及流體餵養之全部或一部。 預立醫療決定之內容、範圍及格式，由中央主管機關定之。
第 9 條	意願人為預立醫療決定，應符合下列規定： 一、經醫療機構提供預立醫療照護諮商，並經其於預立醫療決定上核章證明。 二、經公證人公證或有具完全行為能力者二人以上在場見證。 三、經註記於全民健康保險憑證。 意願人、二親等內之親屬至少一人及醫療委任代理人應參與前項第一款預立醫療照護諮商。經意願人同意之親屬亦得參與。但二親等內之親屬死亡、失蹤或具特殊事由時，得不參與。 第一項第一款提供預立醫療照護諮商之醫療機構，有事實足認意願人具心智缺陷或非出於自願者，不得為核章證明。 意願人之醫療委任代理人、主責照護醫療團隊成員及第十條第二項各款之人不得為第一項第二款之見證人。 提供預立醫療照護諮商之醫療機構，其資格、應組成之諮商團隊成員與條件、程序及其他應遵循事項之辦法，由中央主管機關定之。

第 10 條	意願人指定之醫療委任代理人，應以二十歲以上具完全行為能力之人為限，並經其書面同意。 下列之人，除意願人之繼承人外，不得為醫療委任代理人： 一、意願人之受遺贈人。 二、意願人遺體或器官指定之受贈人。 三、其他因意願人死亡而獲得利益之人。 醫療委任代理人於意願人意識昏迷或無法清楚表達意願時，代理意願人表達醫療意願，其權限如下： 一、聽取第五條之告知。 二、簽具第六條之同意書。 三、依病人預立醫療決定內容，代理病人表達醫療意願。 醫療委任代理人有二人以上者，均得單獨代理意願人。 醫療委任代理人處理委任事務，應向醫療機構或醫師出具身分證明。
第 11 條	醫療委任代理人得隨時以書面終止委任。 醫療委任代理人有下列情事之一者，當然解任： 一、因疾病或意外，經相關醫學或精神鑑定，認定心智能力受損。 二、受輔助宣告或監護宣告。
第 12 條	中央主管機關應將預立醫療決定註記於全民健康保險憑證。 意願人之預立醫療決定，於全民健康保險憑證註記前，應先由醫療機構以掃描電子檔存記於中央主管機關之資料庫。 經註記於全民健康保險憑證之預立醫療決定，與意願人臨床醫療過程中書面明示之意思表示不一致時，應完成變更預立醫療決定。 前項變更預立醫療決定之程序，由中央主管機關公告之。
第 13 條	意願人有下列情形之一者，應向中央主管機關申請更新註記： 一、撤回或變更預立醫療決定。 二、指定、終止委任或變更醫療委任代理人。
第 14 條	病人符合下列臨床條件之一，且有預立醫療決定者，醫療機構或醫師得依其預立醫療決定終止、撤除或不施行維持生命治療或人工營養及流體餵養之全部或一部： 一、末期病人。 二、處於不可逆轉之昏迷狀況。

	三、永久植物人狀態。 四、極重度失智。 五、其他經中央主管機關公告之病人疾病狀況或痛苦難以忍受、疾病無法治癒且依當時醫療水準無其他合適解決方法之情形。 前項各款應由二位具相關專科醫師資格之醫師確診，並經緩和醫療團隊至少二次照會確認。 醫療機構或醫師依其專業或意願，無法執行病人預立醫療決定時，得不施行之。 前項情形，醫療機構或醫師應告知病人或關係人。 醫療機構或醫師依本條規定終止、撤除或不施行維持生命治療或人工營養及流體餵養之全部或一部，不負刑事與行政責任；因此所生之損害，除有故意或重大過失，且違反病人預立醫療決定者外，不負賠償責任。
第 15 條	醫療機構或醫師對前條第一項第五款之病人，於開始執行預立醫療決定前，應向有意思能力之意願人確認該決定之內容及範圍。
第 16 條	醫療機構或醫師終止、撤除或不施行維持生命治療或人工營養及流體餵養時，應提供病人緩和醫療及其他適當處置。醫療機構依其人員、設備及專長能力無法提供時，應建議病人轉診，並提供協助。
第 17 條	醫療機構或醫師應將其所執行第十二條第三項、第十四條及第十五條規定之事項，詳細記載於病歷；同意書、病人之書面意思表示及預立醫療決定應連同病歷保存。
第 18 條	本法施行細則，由中央主管機關定之。
第 19 條	本法自公布後三年施行。

附錄二　安寧緩和醫療條例

第 1 條	為尊重末期病人之醫療意願及保障其權益，特制定本條例。
第 2 條	本條例所稱主管機關：在中央為行政院衛生署；在直轄市為直轄市政府；在縣（市）為縣（市）政府。
第 3 條	本條例專用名詞定義如下： 一、安寧緩和醫療：指為減輕或免除末期病人之生理、心理及靈性痛苦，施予緩解性、支持性之醫療照護，以增進其生活品質。 二、末期病人：指罹患嚴重傷病，經醫師診斷認為不可治癒，且有醫學上之證據，近期內病程進行至死亡已不可避免者。 三、心肺復甦術：指對臨終、瀕死或無生命徵象之病人，施予氣管內插管、體外心臟按壓、急救藥物注射、心臟電擊、心臟人工調頻、人工呼吸等標準急救程序或其他緊急救治行為。 四、維生醫療：指用以維持末期病人生命徵象，但無治癒效果，而只能延長其瀕死過程的醫療措施。 五、維生醫療抉擇：指末期病人對心肺復甦術或維生醫療施行之選擇。 六、意願人：指立意願書選擇安寧緩和醫療或作維生醫療抉擇之人。
第 4 條	末期病人得立意願書選擇安寧緩和醫療或作維生醫療抉擇。 前項意願書，至少應載明下列事項，並由意願人簽署： 一、意願人之姓名、國民身分證統一編號及住所或居所。 二、意願人接受安寧緩和醫療或維生醫療抉擇之意願及其內容。 三、立意願書之日期。 意願書之簽署，應有具完全行為能力者二人以上在場見證。但實施安寧緩和醫療及執行意願人維生醫療抉擇之醫療機構所屬人員不得為見證人。

第 5 條	二十歲以上具完全行為能力之人，得預立第四條之意願書。 前項意願書，意願人得預立醫療委任代理人，並以書面載明委任意旨，於其無法表達意願時，由代理人代為簽署。
第 6 條	意願人得隨時自行或由其代理人，以書面撤回其意願之意思表示。
第6-1條	經第四條第一項或第五條之意願人或其醫療委任代理人於意願書表示同意，中央主管機關應將其意願註記於全民健康保險憑證（以下簡稱健保卡），該意願註記之效力與意願書正本相同。但意願人或其醫療委任代理人依前條規定撤回意願時，應通報中央主管機關廢止該註記。 前項簽署之意願書，應由醫療機構、衛生機關或受中央主管機關委託之法人以掃描電子檔存記於中央主管機關之資料庫後，始得於健保卡註記。 經註記於健保卡之意願，與意願人臨床醫療過程中書面明示之意思表示不一致時，以意願人明示之意思表示為準。
第 7 條	不施行心肺復甦術或維生醫療，應符合下列規定： 一、應由二位醫師診斷確為末期病人。 二、應有意願人簽署之意願書。但未成年人簽署意願書時，應得其法定代理人之同意。未成年人無法表達意願時，則應由法定代理人簽署意願書。 前項第一款之醫師，應具有相關專科醫師資格。 末期病人無簽署第一項第二款之意願書且意識昏迷或無法清楚表達意願時，由其最近親屬出具同意書代替之。無最近親屬者，應經安寧緩和醫療照會後，依末期病人最大利益出具醫囑代替之。同意書或醫囑均不得與末期病人於意識昏迷或無法清楚表達意願前明示之意思表示相反。 前項最近親屬之範圍如下： 一、配偶。 二、成年子女、孫子女。 三、父母。 四、兄弟姐妹。 五、祖父母。 六、曾祖父母、曾孫子女或三親等旁系血親。 七、一親等直系姻親。

	末期病人符合第一項至第四項規定不施行心肺復甦術或維生醫療之情形時，原施予之心肺復甦術或維生醫療，得予終止或撤除。 第三項最近親屬出具同意書，得以一人行之；其最近親屬意思表示不一致時，依第四項各款先後定其順序。後順序者已出具同意書時，先順序者如有不同之意思表示，應於不施行、終止或撤除心肺復甦術或維生醫療前以書面為之。
第 8 條	醫師應將病情、安寧緩和醫療之治療方針及維生醫療抉擇告知末期病人或其家屬。但病人有明確意思表示欲知病情及各種醫療選項時，應予告知。
第 9 條	醫師應將第四條至前條規定之事項，詳細記載於病歷；意願書或同意書並應連同病歷保存。
第 10 條	醫師違反第七條規定者，處新台幣六萬元以上三十萬元以下罰鍰，並得處一個月以上一年以下停業處分或廢止其執業執照。
第 11 條	醫師違反第九條規定者，處新台幣三萬元以上十五萬元以下罰鍰。
第 12 條	本條例所定之罰鍰、停業及廢止執業執照，由直轄市、縣（市）主管機關處罰之。
第 13 條	（刪除）
第 14 條	本條例施行細則，由中央主管機關定之。
第 15 條	本條例自公布日施行。

預立醫療照護諮商試辦醫院

縣市別	醫院名稱	諮詢專線
台北市	台北市立聯合醫院	(02)2555-3000#9
台北市	台大醫院	(02)2312-3456#62097
彰化市	彰化基督教醫院	(04)723-8595#2691
南投縣	衛福部南投醫院	(049)224-6315/0800-888-705
雲林縣	雲林若瑟醫院	(05)633-7333#8175
台南市	台南奇美醫院	(06)281-2811#55750
台東縣	台東馬偕醫院	(089)310-150#374

網路資源

預立安寧緩和醫療暨維生醫療抉擇意願書	
不施行心肺復甦術同意書	
不施行維生醫療同意書	

醫療委任代理人委任書	
撤回預立安寧緩和醫療暨維生醫療抉擇意願書	
TEDxTaipei「預立醫療決定，為自己的生命做主」	

國家圖書館出版品預行編目資料

人生的最後期末考：生命自主，為自己預立醫療決定 / 朱為民著. -- 初版. -- 臺北市：商周出版：家庭傳媒城邦分公司發行, 2018.08

面；　公分. -- (Live & learn ; 46)

ISBN 978-986-477-514-9 (平裝)

1.安寧照護 2.生死學

419.825　　　　107011711

人生的最後期末考——生命自主，為自己預立醫療決定

作　　者 / 朱爲民
企劃選書 / 程鳳儀
責任編輯 / 余筱嵐

版　　權 / 林心紅、翁靜如
行銷業務 / 王瑜、林秀津
總 編 輯 / 程鳳儀
總 經 理 / 彭之琬
發 行 人 / 何飛鵬
法律顧問 / 元禾法律事務所 王子文律師
出　　版 / 商周出版
台北市 104 民生東路二段 141 號 9 樓
電話：(02) 25007008　傳眞：(02)25007759
E-mail：bwp.service@cite.com.tw
Blog：http://bwp25007008.pixnet.net/blog
發　　行 / 英屬蓋曼群島商家庭傳媒股份有限公司城邦分公司
台北市中山區民生東路二段 141 號 2 樓
書虫客服服務專線：(02)25007718；(02)25007719
服務時間：週一至週五上午 09:30-12:00；下午 13:30-17:00
24 小時傳眞專線：(02)25001990；(02)25001991
劃撥帳號：19863813；戶名：書虫股份有限公司
讀者服務信箱：service@readingclub.com.tw
城邦讀書花園：www.cite.com.tw
香港發行所 / 城邦（香港）出版集團有限公司
香港灣仔駱克道 193 號東超商業中心 1 樓
E-mail：hkcite@biznetvigator.com
電話：(852) 25086231 傳眞：(852) 25789337
馬新發行所 / 城邦（馬新）出版集團【Cite (M) Sdn. Bhd.】
41, Jalan Radin Anum, Bandar Baru Sri Petaling,
57000 Kuala Lumpur, Malaysia.
Tel: (603) 90578822　Fax: (603) 90576622
Email: cite@cite.com.my

封面設計 / 李東記
排　　版 / 極翔企業有限公司
印　　刷 / 韋懋實業有限公司
經 銷 商 / 聯合發行股份有限公司
電話：(02) 2917-8022　Fax: (02) 2911-0053
地址：新北市 231 新店區寶橋路 235 巷 6 弄 6 號 2 樓

■ 2018 年 8 月 16 日初版
■ 2023 年 6 月 6 日初版 4.4 刷
定價 320 元

Printed in Taiwan

城邦讀書花園
www.cite.com.tw

 ISBN 978-986-477-514-9

商周出版

廣　告　回　函
北區郵政管理登記證
北臺字第000791號
郵資已付，免貼郵票

104　台北市民生東路二段141號2樓

英屬蓋曼群島商家庭傳媒股份有限公司城邦分公司　收

請沿虛線對摺，謝謝！

商周出版

書號：BH6046　　書名：人生的最後期末考　　編碼：

請於此處用膠水黏貼

商周出版

讀者回函卡

感謝您購買我們出版的書籍！請費心填寫此回函卡，我們將不定期寄上城邦集團最新的出版訊息。

不定期好禮相贈！
立即加入：商周出版
Facebook 粉絲團

姓名：＿＿＿＿＿＿＿＿ 性別：□男 □女

生日：西元＿＿＿＿年＿＿＿＿月＿＿＿＿日

地址：＿＿＿＿＿＿＿＿

聯絡電話：＿＿＿＿＿＿＿＿ 傳真：＿＿＿＿＿＿＿＿

E-mail ：

學歷：□ 1. 小學 □ 2. 國中 □ 3. 高中 □ 4. 大學 □ 5. 研究所以上

職業：□ 1. 學生 □ 2. 軍公教 □ 3. 服務 □ 4. 金融 □ 5. 製造 □ 6. 資訊
□ 7. 傳播 □ 8. 自由業 □ 9. 農漁牧 □ 10. 家管 □ 11. 退休
□ 12. 其他＿＿＿＿＿＿＿＿

您從何種方式得知本書消息？

□ 1. 書店 □ 2. 網路 □ 3. 報紙 □ 4. 雜誌 □ 5. 廣播 □ 6. 電視
□ 7. 親友推薦 □ 8. 其他＿＿＿＿＿＿＿＿

您通常以何種方式購書？

□ 1. 書店 □ 2. 網路 □ 3. 傳真訂購 □ 4. 郵局劃撥 □ 5. 其他＿＿＿＿

您喜歡閱讀那些類別的書籍？

□ 1. 財經商業 □ 2. 自然科學 □ 3. 歷史 □ 4. 法律 □ 5. 文學
□ 6. 休閒旅遊 □ 7. 小說 □ 8. 人物傳記 □ 9. 生活、勵志 □ 10. 其他

對我們的建議：＿＿＿＿＿＿＿＿

請於此處用膠水黏貼